DIETA

KETO

UPDATE CHAPTER 8

La guía para principiantes para la pérdida de peso con recetas fáciles y deliciosas

Serie de libros 2 de 6

Por Robert Smith

Los respectivos autores poseen todos los derechos de autor que no pertenecen al editor.

La información aquí contenida se ofrece únicamente con fines informativos y es universal como tal. La presentación de la información es sin contrato ni garantía alguna.

Las marcas comerciales son utilizadas sin ningún consentimiento y la publicación de la marca comercial se realiza sin el permiso o el respaldo del propietario de la marca comercial. Todas las marcas comerciales incluidas en este libro se incluyen únicamente con fines aclaratorios y son propiedad de los propios propietarios, no están afiliadas a este documento.

Tabla de contenido

Introducción

En el mundo actual, de rápido crecimiento, las personas necesitan cuidar su salud. La tecnología ha acelerado el ritmo de trabajo. Las máquinas han sustituido a la mano de obra y han proporcionado medios fáciles y rápidos para realizar el trabajo. Desgraciadamente, en este escenario, el hombre recibe un alivio, pero no está completamente aliviado; sigue teniendo que trabajar durante las mismas horas continuas, aunque la naturaleza de su trabajo haya cambiado considerablemente en comparación con el pasado. El hombre se ve aliviado físicamente porque una sola máquina realiza fácilmente todas las tareas laboriosas que requieren una mano de obra considerable. Se necesita un humano para manejar la máquina sentado en un lugar fijo.

Mientras tanto, la carga de trabajo se mitiga considerablemente, pero también ha restringido el movimiento del ser humano, haciéndolo más propenso a contraer diferentes enfermedades que suelen ser causadas por la falta de ejercicio y la falta de ejercicio físico. La obesidad es una de esas enfermedades por las que una persona se ve afectada debido a la falta de actividad física. Hoy en día, es difícil para cualquier persona de clase trabajadora sacar algo de tiempo para centrarse en su salud. Además, la actividad física también se ve limitada por el cambio en la naturaleza del trabajo, lo que hace más pertinente que la gente se esfuerce específicamente por mantener su salud física. La agitada rutina de trabajo hace que la mayoría de las personas busquen cualquier atajo para mantener su salud, lo que a menudo resulta ser un completo fracaso con una serie de efectos secundarios. No obstante, ha salido a la luz un reciente descubrimiento que proporciona una alternativa útil y eficaz contra la obesidad y similares. Esta alternativa es la dieta Keto. De acuerdo con los científicos médicos, la obesidad que es un nombre científico de ganar un aumento no deseado en el peso, es causada debido a comer en exceso y se mueve poco que se traduce en un aumento de la energía y cuando esta energía no encuentra manera de conseguir utilizado por lo que se almacena en el cuerpo en forma de grasas y azúcar. El principio básico de la dieta keto es aumentar el consumo de grasas manteniendo la ingesta de proteínas a un nivel moderado y restringiendo el consumo de carbohidratos a su nivel mínimo.

Cuando se consumen las grasas, el cuerpo las utiliza como bandeja de energía primaria descomponiéndolas en combustible. Asimismo, toda la grasa se degrada y se convierte en forma de combustible, ayudando al cuerpo a deshacerse del peso extra presente en la grasa. El concepto principal detrás de la introducción de la dieta keto y que lo hacen sobresalir de otros planes de dieta es que puso un cuerpo en cetosis: un estado metabólico del cuerpo en el que produce cuerpos cetónicos en un estado de disponibilidad de carbohidratos agotados, y estas cetonas son la principal bandeja de energía en el cuerpo mientras que el cuerpo también comienza a utilizar las grasas almacenadas como una bandeja de producción de energía para obtener energía para realizar su tarea diaria. En la dieta keto, se proponen diferentes planes de comidas con todos los componentes presentes en la comida. Lo principal que hay que centrarse en el seguimiento de la dieta keto es permanecer regular, de lo contrario, el trastorno de consumo de la dieta puede conducir a efectos secundarios graves.

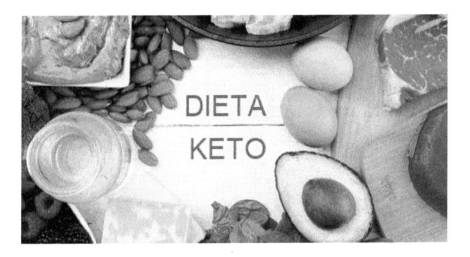

Capítulo 1: Recetas para el desayuno

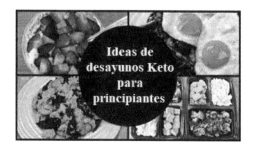

1. Frittata de tomate y albahaca

Listo en: 35 minutos

Raciones: 8

Dificultad: Fácil

INGREDIENTES

- ½ taza de leche

- 1 taza de tomates

- ¼ taza de cebolla picada

- 10 hojas de albahaca

- 10 huevos

- Sal al gusto

- Pimienta al gusto

- 1 taza de mozzarella desnatada

INSTRUCCIONES

1. Añade la leche, la pimienta, la sal y los huevos en un tazón bátelos.

2. Mezcla la mitad del queso en la mezcla anterior y resérvala.

3. Toma una sartén antiadherente, rocíala con aceite de cocina y precaliéntala.

4. Añade la cebolla picada y cocínala durante 3 minutos.

5. Corta los tomates en rodajas y añádelos a la sartén.

6. Vierte la mezcla de huevo en la sartén y cocínala durante unos 4 minutos.

7. Con la ayuda de una espátula, estira uno de los bordes hacia dentro para que se cocine bien.

8. Repite esta operación de 4 a 5 veces.

9. Deja de calentar la sartén.

10. En la parte superior, coloca las hojas de albahaca y añade el queso restante.

11. Introduce la sartén en el horno precalentado a 375°C durante 15 minutos.

12. Luego enfría por 5 minutos

13. Sirve y disfruta

NUTRICIÓN: Calorías: 129 cal Grasas: 8 g Proteínas: 11 g Carbohidratos: 35 g

2. Pudín de coco

Listo en 25 minutos

Raciones: 4

Dificultad: Fácil

INGREDIENTES

- ¼ de taza de azúcar

- 2 yemas de huevo

- 1 cucharadita de extracto de coco

- 2 tazas de leche de coco

- 2 cucharadas de mantequilla

- 2 cucharadas de almidón de maíz

INSTRUCCIONES

1. Combina todos los ingredientes en una sartén y cocina a fuego medio.

2. Cocina la mezcla de 5 a 8 minutos, hasta que se espese.

3. Vierte el pudín en un tazón y refrigéralo.

NUTRICIÓN: Calorías: 382 cal Grasas: 32.1 g Proteínas: 3.7 g Carbohidratos: 23.8 g

3. Tortilla de coco

Listo en 15 minutos

Raciones: 2

Dificultad: Fácil

INGREDIENTES

- ¹/3 de taza de coco rallado

- 4 huevos

- Un chile verde picado

- Una cebolla picada

- Sal al gusto

- Unas cuantas hojas de cilantro

INSTRUCCIONES

1. Combina todos los ingredientes en un tazón.

2. Vierte esta mezcla en un wok.

3. Cocinar bien por ambos lados.

4. Sirve y disfruta de la tortilla de coco.

NUTRICIÓN: Calorías: 117 cal Grasas: 9 g Proteínas: 7 g Carbohidratos: 4 g

4. Espinacas Keto con Mantequilla de Ajo

Listo en: 10 minutos

Raciones: 2

Dificultad: Fácil

INGREDIENTES

- ¼ de cucharadita de pimienta negra

- 1 cucharada de mantequilla

- ¼ de cucharadita de sal

- 1 cucharada de ajo picado

- 10-12 onzas de hojas de espinacas

INSTRUCCIONES

1. Derrite la mantequilla en una sartén a fuego medio.

2. Saltea el ajo en ella durante 2 minutos y luego añade las espinacas en dados.

3. Añade la sal necesaria y saltea durante 3-4 minutos a fuego medio.

4. Tapa la sartén durante unos minutos.

5. Saltéalo hasta que se evapore el agua que sueltan las espinacas. Apaga el fuego y sirve.

NUTRICIÓN: Calorías: 70 Grasas: 7 g Proteínas: 1.5 g
Carbohidratos: 3 g

5. Avena de arándanos y manzana

Listo en: 20 minutos

Raciones: 2

Dificultad: Fácil

INGREDIENTES

- ½ taza de nueces picadas

- 2 tazas de agua

- Sal al gusto

- 1 manzana picada

- ¼ cucharadita de nuez moscada, molida

- ½ taza de arándanos, frescos

- ¼ de taza de azúcar

- 1 taza de avena (de cocción rápida)

- ½ cucharadita de canela molida

INSTRUCCIONES

1. Agarra un tazón y mezcla en él los arándanos, la manzana y el agua, y hierve la mezcla.

2. Cocínalo durante 6 minutos, hasta que la manzana se ablande y los arándanos estallen.

3. Añade a la mezcla anterior el azúcar, la nuez moscada, la avena, la sal y la canela.

4. Cocinar la mezcla durante 3 o 4 minutos revolviendo continuamente.

5. Apaga el fuego cuando la avena espese.

6. Adórnalo con nueces y disfrútalo.

NUTRICIÓN: Calorías: 500 cal Grasas: 22 g Proteínas: 10 g Carbohidratos: 71 g

6. Tortilla de pavo

Listo en: 10 minutos

Raciones: 1

Dificultad: Fácil

INGREDIENTES

- 1 rebanada de queso rallado

- 2 huevos

- 3 cucharaditas de pimientos verdes picados

- ¼ taza de leche evaporada

- 4 cucharaditas de salsa de tomate

- 1/3 taza de pavo picado, cocido

- Sal según sea necesario

- Pimienta según sea necesario

- 3 cucharaditas de cebolla picada

- 2 cucharaditas de mantequilla

- 3 cucharaditas de cebolla picada

- 2 cucharaditas de mantequilla

INSTRUCCIONES

1. Toma un tazón, agrega la leche evaporada, la pimienta, la sal, el huevo y bátelo.

2. Mezcla la salsa de tomate, la cebolla verde, el pimiento verde y el pavo en un recipiente aparte.

3. Toma una sartén, derrite la mantequilla a fuego medio y agrega la mezcla de huevo.

4. Cocínalo sin revolver.

5. Ahora dale la vuelta con la espátula y cocina sin romperlo.

6. Unta la mezcla de pavo y queso sobre ella.

7. Dobla la tortilla y sírvela.

NUTRICIÓN: Calorías: 452.6 Grasa: 29.4 g Proteína: 4 g Carbohidratos: 11.4 g

7. Pan de calabaza de vainilla

Listo en: 60 minutos

Raciones: 2

Dificultad: media

INGREDIENTES

- 1 cucharadita de canela molida

- 5 huevos

- 2 cucharaditas de sal

- 1 ¼ taza de aceite de canola

- 1 cucharadita de bicarbonato de sodio

- 15 onzas de calabaza

- 2 tazas de harina (para todo uso)

- 3 onzas de pudín de vainilla

- 2 tazas de azúcar

INSTRUCCIONES

1. En un tazón, añade la calabaza, el aceite, el huevo y bate hasta que la mezcla quede suave.

2. Añade el resto de los ingredientes y vuelve a batir.

3. Vierte la masa en el molde y hornéala durante 45 minutos a 325º.

4. Enfríala y disfruta de ella.

NUTRICIÓN: Calorías: 150 cal Grasa: 8 g Proteína: 2 g Carbohidratos: 20 g

8. Tortilla de calabacín

Listo en: 15 minutos

Raciones: 2

Dificultad: Fácil

INGREDIENTES

- 3 cucharadas de queso rallado

- ½ taza de calabacín en rodajas

- Pimienta al gusto

- ⅛ cucharadita de sal

- 2 cebollas en rodajas

- ⅛ cucharadita de tomillo seco

- 2 cucharadas de mantequilla

- 3 cucharadas de agua

- 3 huevos

- ¼ de taza de tomate picado

INSTRUCCIONES

1. Saltea la cebolla y el calabacín en la mantequilla.

2. Mezcla todos los ingredientes en un tazón.

3. Cocínalo a fuego medio.

4. Cubre la mezcla de huevos con el queso y los tomates.

5. Asa durante 3 minutos y sirve.

NUTRICIÓN: Calorías: 258 cal Grasa: 21 g Proteína: 13 g Carbohidratos: 4 g

9. Frittata de puerros

Listo en: 30 minutos

Raciones: 4

Dificultad: Fácil

INGREDIENTES

- 1 onzas de queso rallado

- ¼ de taza de leche

- 8 huevos batidos

- 1 diente de ajo picado

- 1 cucharada de harina de uso general

- 1 puerro en rodajas

- ¼ de cucharadita de sal

- 1 cucharada de aceite

- ¼ de cucharadita de pimienta

INSTRUCCIONES

1. Bate en un tazón la sal, los huevos, la harina, la pimienta, el queso y la leche.

2. En una sartén, añade aceite y cocina el puerro en ella durante 2-3 minutos.

3. Luego, añade el ajo y cocínalo durante 20 segundos.

4. Añade la mezcla de huevos, revolviéndolo.

5. Cocinar a fuego lento durante 6-7 minutos.

6. Hornea a 350°F durante 12-13 minutos.

7. Córtalo en trozos y sírvelo.

NUTRICIÓN: Calorías: 230 cal Grasa: 15.1 g Proteína: 16 g Carbohidratos: 7 g

10. Cazuela de desayuno sencilla

Listo en: 1 hora 10 minutos

Raciones: 12

Dificultad: Difícil

INGREDIENTES

- ½ cucharadita de pimienta negra molida

- 8 tazas de papas fritas congeladas

- Aceite en aerosol para cocinar

- 1 taza de leche

- 16 onzas de jamón, cortado en cubos

- 1 cucharadita de sal

- 12 huevos

- 8 onzas de queso rallado

INSTRUCCIONES

1. En un tazón y mezcla en él el jamón, el queso y las papas.

2. Bate la leche, la sal, la pimienta y los huevos en otro bol.

3. Rocía la bandeja de horno con aceite y vierte ambas mezclas en ella.

4. Hornéalo en un horno precalentado a 350ºF durante 60 minutos.

5. Sirve y disfruta.

NUTRICIÓN: Calorías: 208 kcal Grasa: 9.8 g Proteína: 17.3 g Carbohidratos: 13.2 g

Capítulo 2: Recetas para el almuerzo

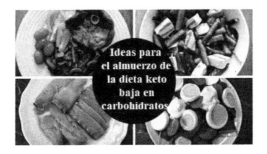

1. Pato al cilantro con salsa de boniato

Listo en: 180 minutos

Raciones: 4

Dificultad: Difícil

INGREDIENTES

- Pimienta negra al gusto

- 2 libras de papas

- 6 libras de pato

- Sal al gusto

- 2 cebollas picadas

- 5 cucharaditas de aceite de semilla

- 1 zanahoria picada

- 1 apio picado

- 2 chirivías

- 8 tazas de caldo de pato

- 2 limones

- 1 cucharada de semillas de cilantro

- 1 cucharada de néctar de limón

- 1 chile

- 1 cucharada de perejil picado

- ⅛ onzas de jengibre

INSTRUCCIONES

1. Añade el agua y las papas a la batidora.

2. Pasa el puré a una taza.

3. Frota la carne con el condimento.

4. Calienta el aceite en la sartén y cocina la carne.

5. Mezcla el apio, la cebolla y la zanahoria y deja que se cocinen durante unos minutos.

6. Vierte el caldo y déjelo cocer a fuego lento durante 1 hora.

7. Añade las chirivías y cocinar durante media hora más.

8. Cuela la parte sólida y cocer para espesar la solución.

9. Tuesta el cilantro durante medio minuto y añade a la solución.

10. Hornea las chirivías en el horno durante 15 minutos.

11. Ahora prepara la salsa de papa. Hierve jugo de papa y mezcla con la ralladura de limón.

12. Añade el néctar de limón, el jengibre y el chile, y cocina durante un minuto.

13. Sirve y disfruta.

NUTRICIÓN: Calorías: 248 kcal Grasa: 7.2 g Proteína: 41.9 g Carbohidratos: 1.5 g

2. Pollo a la sartén con champiñones y pimiento

Listo en: 30 minutos

Raciones: 4

Dificultad: Fácil

INGREDIENTES

- 4 cucharadas de aceite de aguacate

- ½ cucharadita de tomillo picado

- 1 libra de pollo deshuesado

- ½ cucharadita de romero picado

- ½ cucharadita de sal

- ½ cucharadita de orégano picado

- 1 chile rojo picado

- ¼ cucharadita de pimienta

- 8 onzas de champiñón blanco picado

- 1 pimiento amarillo picado

- ½ taza de vino blanco

- 1 cucharadita de ajo

INSTRUCCIONES

1. Rocía el pollo con aceite.

2. Agrega sal, romero, tomillo, pimienta y orégano y cubre el pollo.

3. Calienta el aceite en una sartén y cocina la carne por ambos lados durante 5 minutos.

4. Sofríe los champiñones con la pimienta y el ajo en aceite calienta durante 5 minutos.

5. Agrega el pollo y cocina por 10 minutos más.

6. Sírvelo y disfrútalo

NUTRICIÓN: Calorías: 297 kcal Grasa: 17.4 g Proteína: 27.9 g Carbohidratos: 5.8 g

3. Chuletas de cerdo con chile

Listo en: 30 minutos

Raciones: 4

Dificultad: Fácil

INGREDIENTES

- 2 cucharadas de miel

- 4 chuletas de cerdo

- 6 cucharadas de salsa de chile

- Sal al gusto

- 2 cucharadas de salsa de soja

- 1 cucharada de aceite de oliva

- Pimienta negra al gusto.

- 200 g de zanahorias

- 200g de calabacín

- 1 bulbo de ajo picado

- 1 cebolla picada

INSTRUCCIONES

1. Combina todos los ingredientes del marinado y agrega las chuletas. Déjalos a un lado durante media hora.

2. Cocina las chuletas de ambos lados en la sartén.

3. Calienta el aceite en otra sartén y cocine el calabacín, el ajo, la cebolla y la zanahoria por unos minutos.

4. Sírvelo y disfrútalo

NUTRICIÓN: Calorías: 605 kcal Grasa: 12 g Proteína: 40 g Carbohidratos: 69 g

4. Tomates Rellenos con Cordero, Eneldo y Arroz

Listo en: 65 minutos

Raciones: 4

Dificultad: media

INGREDIENTES

- 2 bulbos de ajo

- 4 tomates

- ½ cucharadita de azúcar

- 4 cucharadas de aceite de oliva

- 1 cucharadita de canela

- 200 g de cordero picado

- 50 g de arroz

- 2 cucharadas de salsa de tomate

- 4 cucharadas de eneldo picado

- 1 taza de sopa de pollo

- 1 cucharada de menta picada

- 2 cucharadas de perejil picado

INSTRUCCIONES

1. Saltea la cebolla y el ajo durante 10 minutos en la sartén.

2. Agrega el cordero con tomate y canela.

3. Agrega el caldo, el jugo de tomate y el arroz y déjalo hervir.

4. Agrega las hierbas y mezcla.

5. Rellena los tomates con la mezcla y hornee en el horno precalentado a 350 Fahrenheit durante 30 minutos.

6. Sírvelo y disfrútalo

NUTRICIÓN: Calorías: 300 kcal Grasa: 19 g Proteína: 14 g Carbohidratos: 21 g

5. Cordero turco y eneldo - Bulgur en infusión

Listo en: 20 minutos

Raciones: 2

Dificultad: Fácil

INGREDIENTES

- 2 de aceite

- 1 cucharadita de zumaque

- 1 ¹/3 de tomates cherry

- 130 g de trigo

- 80 g de yogur

- 10 g de eneldo

- 250 g de carne picada de cordero

- 3 cucharadas de pasta de harissa

- 1 bulbo de ajo

- Sal al gusto

- 2 cucharadas de aceite

INSTRUCCIONES

1. Calienta el aceite y agrega el cordero y la sal.

2. Cocina durante 5 minutos.

3. Agrega el bulgur y vierta agua. Cocina por 10minutos.

4. Agrega los tomates. Déjalo cocinar.

5. En un tazón, agrega el yogur y el ajo junto con la pimienta, la sal y el aceite. Bate bien.

6. Agrega la pasta en agua hirviendo con sal y azúcar.

7. La pasta de harissa está lista.

8. Cocina la pasta en la sartén durante 3 minutos.

9. Fríe el eneldo y la cebolla y mezclarlos con bulgur.

10. Sírvelo y disfrútalo

NUTRICIÓN: Calorías: 2490 kcal Grasa: 24.9 g Proteína: 36.5 g Carbohidratos: 60 g

6. Cordero con coliflor y curry de coco

Listo en: 45 minutos

Raciones: 4

Dificultad: media

INGREDIENTES

- 1 zanahoria en rodajas

- 1 ½ cucharadas de aceite de oliva

- 500 g de carne picada de cordero

- ½ rodaja de cebolla

- 1 ½ tazas de coliflor

- 2 cucharaditas de jengibre en rodajas

- 2 rodajas de ajo

- 3 cucharaditas de cilantro

- 3 cucharaditas de comino

- 1 hoja de laurel

- 2 cucharaditas de garam masala

- ½ taza de agua

- ½ taza de leche de coco

- 2 cucharadas de cilantro

- 1 ½ tazas de arroz blanco

INSTRUCCIONES

1. Calienta 1 cucharada de aceite en una olla grande a fuego alto. Agrega bien la oveja y el color tierra, separando las piezas con una cuchara de madera.

2. Regresa el recipiente a temperatura alta y agrega el aceite restante y la zanahoria. Cocina por 3 minutos o hasta que la zanahoria comience a dorarse. Agrega la coliflor y cocina por 3-5 minutos más hasta que la coliflor comience a dorarse con sal y pimienta.

3. Agrega la cebolla, el ajo y el jengibre, cocine por unos 2 minutos. Disminuye el calor a medio en ese punto, agrega el comino, el cilantro, el garam masala y la hoja de cala y cocina por 2 minutos más, mezclando continuamente.

4. Regresa las ovejas al plato y agrega la leche de coco y el agua, y cocina por unos 10 minutos, rascando la parte inferior del recipiente hasta que el líquido haya disminuido, sazona al gusto.

5. Luego, cocina el arroz como se indica.

6. Para servir, divide el arroz en 4 tazones, vierte sobre el cordero al curry y con cilantro, adórnalo.

NUTRICIÓN: Calorías: 64.9 kcal Grasa: 30.7 g Proteína: 33.5 g Carbohidratos: 3.3 g

7. Costillas de cerdo glaseadas con frijoles verdes

Listo en: 90 minutos

Raciones: 5

Dificultad: Difícil

INGREDIENTES

- 4 cucharadas de jarabe

- 2 kg de costillas de cerdo

- 2 cucharadas de salsa de soja

- 2 cucharadas de vinagre

- 400 g de frijoles

- 1 cucharada de chile picado

- Sal al gusto

- 2 cucharadas de mantequilla

INSTRUCCIONES

1. Calienta el horno a 400 Fahrenheit en los estantes superior e inferior.

2. Enjuaga las costillas, séquelas con palmaditas y rómpelas en porciones de 2 costillas. Combina el

jarabe de arce, la mostaza, la salsa de soja y el chile en polvo en una taza para mezclar. Cubre las costillas con la marinada y hornea durante aproximadamente 1 hora en un horno precalentado. Cubre las costillas con papel de aluminio si tienden a dorarse con demasiada facilidad.

3. Enjuaga los frijoles – Blanquea durante 8 minutos o hasta que estén al dente en agua calienta con sal. Escurre bien. Separa los ingredientes en pequeños paquetes y únelos con cebollino. Mezcla la mantequilla derretida

NUTRICIÓN: Calorías: 451 kcal Grasa: 21.1 g Proteína: 27.8 g Carbohidratos: 39.9 g

8. Filete con queso Filadelfia

Listo en: 28 minutos

Raciones: 4

Dificultad: Fácil

INGREDIENTES

- 1 libra de bistec
- ½ cucharadita de sal
- ½ cucharadita de pimienta negra
- 1 cebolla picada
- 8 lonchas de queso provolone
- 4 panecillos hoagie cortados en cubitos
- 2 cucharadas de mantequilla
- 2 cucharadas de ajo
- 3 cucharadas de mayonesa

INSTRUCCIONES

1. Corta los panecillos y corta las cebollas en dados pequeños.

2. Mezcla 2-3 cucharadas de mantequilla y ajo en un tazón pequeño. Extiende esto sobre los panecillos en rodajas.

3. Toma una sartén y tueste los bollos hasta que se doren.

4. Calienta una pequeña cantidad de aceite en la sartén y sofreír las cebollas de aceite (en cubitos). Una vez caramelizados, transfiérelos a un tazón.

5. Pon el filete en rodajas en la, dejar enfriar unos minutos y luego sazonar con sal y pimienta. Revuelve hasta que los filetes estén completamente cocidos con cebolla.

6. Cubre los filetes con queso.

7. Apaga el horno. El queso se derretirá con el calor.

8. Unta una capa de mayonesa y coloca el panecillo en cada porción.

9. Raspa la carne con una espátula en el panecillo.

10.   Sirve y disfruta.

NUTRICIÓN: Calorías: 732 Grasa: 44 g Proteína: 43 g Carbohidratos: 40 g

9. Receta de fajitas de carne

Listo en: 25 minutos

Raciones: 3-4

Dificultad: Fácil

INGREDIENTES

- 2 libras de solomillo en rodajas

- 1 pimiento rojo

- 1 pimiento Amarillo

- 1 cebolla mediana

- 3 cucharadas de aceite de oliva

- 1 cucharada de néctar de lima

- ½ cucharadita de pimienta negra

- ½ cucharadita de chile en polvo

- 1 cucharadita de comino

- Una pizca de pimienta de cayena

- ½ cucharadita de sal kosher

- 2 cucharadas de ajo

- Siete tortillas

INSTRUCCIONES

1. Pon el bistec en una bolsa de plástico.

2. Coloca las cebollas y los pimientos en una bolsa separada y agrega un poco de néctar de limón, aceite de oliva, comino, chile en polvo, sal y pimienta. Mezcla bien.

3. Pon algunos de los adobos sobre los bistecs, algunos sobre las verduras y reserve el resto para usar mientras cocina.

4. Toma una sartén grande y caliéntala a fuego medio.

5. Coloca las verduras en la sartén y cocine hasta que estén tiernas y se pongan crujientes.

6. Vierte las verduras en un plato.

7. Pon los filetes en la sartén y cocine durante 5-10 minutos.

8. Ahora agrega las verduras junto con la marinada restante reservada en la sartén.

9. Sirve y disfruta.

NUTRICIÓN: Calorías: 380 Grasa: 16 g Proteína: 35 g Carbohidratos: 19 g

10. Filete De Pimienta Salteado

Listo en: 30 minutos

Raciones: 5

Dificultad: Fácil

INGREDIENTES

- 1 cucharada de aceite

- 1 pimiento (verde y rojo)

- 1 ¼ lb de filete en rodajas

- 2 cucharaditas de ajo

- 1 cucharadita de jengibre

- Sal pimienta

- ¼ taza de salsa de soja

- 1 ½ cucharada de azúcar

- 1 ½ cucharada de maicena

INSTRUCCIONES

1. En una sartén grande y calienta un poco de aceite de oliva a fuego medio.

2. Pon los pimientos y cocine por 5 minutos o hasta que estén tiernos. Después, poner los pimientos en el plato.

3. Sazona el filete con sal y pimienta.

4. Sube el fuego y cocina los filetes en la sartén durante 5-10 minutos o se doran.

5. Agrega un poco de ajo y jengibre y cocina por 1 minuto más.

6. Coloca los filetes en la sartén con pimienta.

7. Toma un tazón pequeño y mezcla la salsa, el agua, el azúcar y la maicena.

8. Vierte la salsa sobre la mezcla de los bistecs. Pon a fuego lento y cocinar durante 3-4 minutos.

9. Sirve y disfruta.

NUTRICIÓN: Calorías: 277 Grasa: 10 g Proteína: 32 g Carbohidratos: 11 g

11. Pollo Balsámico

Listo en: 20 minutos

Raciones: 4

Dificultad: Fácil

INGREDIENTES

- 1 cebolla en rodajas

- 2 cucharaditas de aceite de oliva

- 1 ½ libras de pollo deshuesado

- ¾ cucharadita de sal kosher

- ½ cucharadita de pimienta negra

- ¹/3 de taza de vinagre balsámico

- ¹/3 de taza de caldo de pollo

INSTRUCCIONES

1. En una sartén y calienta el aceite a fuego medio.

2. Agrega la cebolla y cocine hasta que den un aspecto marrón y se ablanden.

3. Usa sal y pimienta para condimentar las tiras de pollo.

4. Agrega el pollo a la misma sartén.

5. Cocina hasta que el pollo se dore durante 5-10 minutos.

6. Agrega un poco de vinagre y caldo de pollo.

7. Cocina hasta que el pollo se reduzca a la mitad.

8. Sirve y disfruta.

NUTRICIÓN: Calorías: 349 Cal Grasa: 9 g Proteína: 54 g Carbohidratos: 10 g

12. Cerdo Balsámico con Aceitunas

Listo en: 20 minutos

Raciones: 1

Dificultad: Fácil

INGREDIENTES

- 1 cucharadita de mostaza

- 3 cucharadas de aceite de oliva

- 3 cucharadas de vinagre

- 4 lomos de cerdo deshuesado triturado

- 2 bulbos de ajo picados

- ½ taza de albahaca machacada

- ½ taza de aceitunas en rodajas

INSTRUCCIONES

1. Combina vinagre, ajo, aceite y mostaza.

2. Frota la carne con pimienta y sal.

3. Rocía vinagre y reserva.

4. Calienta el aceite en una sartén y cocine la carne durante 5 minutos por cada lado.

NUTRICIÓN: Calorías: 487 kcal Grasa: 41 g Proteína: 27 g Carbohidratos: 2 g

13. Champiñones y carne picada

Listo en: 35 minutos

Raciones: 5

Dificultad: media

INGREDIENTES

- 2 cucharadas de aceite

- 1 libra de carne de res

- 8 onzas de champiñones picados

- 1 cebolla

- 3 bulbos de ajo picado

- ½ taza de crema

- ¼ de taza de sopa de res

- 1 cucharadita de sal

- 2 cucharadas de salsa de soja

- 1 cucharadita de hierbas picadas

- 3 tazas de arroz cocido

- Pimienta negra al gusto

INSTRUCCIONES

1. Calienta una sartén a fuego medio-alto. Añade el aceite, el ajo y la cebolla y pon cocinar.

2. Añade la carne y los champiñones. Cocínalo hasta que la carne y los champiñones estén dorados, unos 10 minutos.

3. Añade el caldo de hamburguesa, la crema líquida, la salsa de soya, las especias secas, la sal marina y la pimienta negra. Guisa durante unos 5 minutos o hasta que todo esté consolidado.

NUTRICIÓN: Calorías: 318 kcal Grasa: 20 g Proteína: 12 g Carbohidratos: 20 g

14. Arroz con Champiñones

Listo en: 65 minutos

Raciones: 4

Dificultad: media

INGREDIENTES

- Caldo de res

- 1 taza de arroz

- 10.5 onzas de crema de cebolla

- ¼ taza de mantequilla

- 4 onzas de champiñones picados

INSTRUCCIONES

1. Precalienta el horno a 350 Fahrenheit.

2. En una cazuela de 8x8 pulgadas, combina el arroz, la crema de cebolla, el caldo de res, los champiñones y la mantequilla.

3. Tapa y hornea durante 60 minutos en un horno precalentado.

NUTRICIÓN: Calorías: 336 kcal Grasa: 13 g Proteína: 9.1 g Carbohidratos: 45.4 g

Capítulo 3: Recetas para la cena

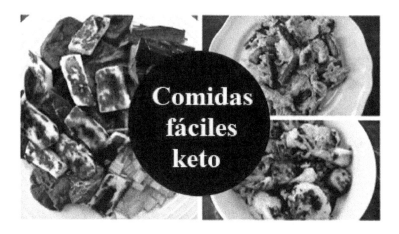

1. Papillote de pescado al pesto

Listo en: 30 minutos

Raciones: 2

Dificultad: Fácil

INGREDIENTES

- 2 cucharadas de cebolla picada

- 2 trozos de pescado blanco

- 2 cucharaditas de masala de pescado

- 1 cucharada de aceite de oliva

- ¼ de taza de pasta al pesto de albahaca

- ¼ de taza de tomates de uva picados

- Néctar de limón

- Papel aluminio

INSTRUCCIONES

1. Saca el pescado del refrigerador de la tienda, sécalo y enjuaga ambos lados con aceite de oliva.

2. Calienta la parrilla.

3. Mientras esperas a que se caliente la parrilla; puedes hacer otras tareas como hacer pequeños trozos de tomate y rodajas de cebolla.

4. Asegúrate de que el papel de aluminio esté listo y enjuaga con aceite de oliva.

5. El trabajo principal consiste en colocar trozos de pescado en papel de aluminio cuadrado; tenga en cuenta la regla 1 pieza sobre 1 papel de aluminio cuadrado, luego pon la mezcla de cebolla y tomates en cada pieza.

6. Doblando papel de aluminio alrededor del pescado Cocínelo en la parrilla y no dé la vuelta al pescado mientras cocina.

7. Cocina durante 12-15 minutos; sin embargo, el tiempo puede variar según el grosor del pescado o qué tan crujiente desees hacerlo.

8. En el horno, se puede cocinar en 15 minutos a 450°F.

NUTRICIÓN: Calorías: 599 kcal Grasa: 33 g Proteína: 69 g Carbohidratos: 8 g

2. Pargo rojo picante

Listo en: 45 minutos

Raciones: 4

Dificultad: media

INGREDIENTES

- 6 onzas de pargo rojo

- 2 cucharadas de aceite de oliva

- 2 dientes de ajo picados

- 1 rodaja de cebolla

- ½ cucharada de chile rojo picado

- 14.5 onzas de tomates guisados

- 1 cucharada de alcaparras picadas

- Sal al gusto

- ½ taza de vino

- Pimienta negra al gusto

INSTRUCCIONES

1. Preferiblemente usa una sartén para preparar esta receta. Agrega un poco de aceite de oliva y caliéntalo. Otros ingredientes como ajo, cebolla, pimiento rojo y alcaparras también se agregan y calientan hasta que las cebollas estén blandas.

2. Agrega los tomates guisados y vino. Ahora mantén la presión del calor baja y revuelve continuamente mientras cocinas.

3. Agrega los filetes de pargo a la salsa mientras se espesa. Ahora cocina durante 15-20 minutos a fuego lento.

NUTRICIÓN: Calorías: 297 kcal Grasa: 9.4 g Proteína: 36 g Carbohidratos: 10.6 g

3. Pastel de cangrejo de Maryland

Listo en: 55 minutos

Raciones: 4

Dificultad: media

INGREDIENTES

- 2 cucharadas de mantequilla

- 1 huevo

- 1 cucharada de perejil seco

- ¼ taza de mayonesa

- 2 cucharaditas de mostaza

- 1 cucharadita de condimento de laurel

- 2 cucharaditas de salsa

- 1 cucharadita de néctar de limón

- 1 libra de carne de cangrejo en trozos

- Sal al gusto

- 2/3 tazas de migas de galleta

INSTRUCCIONES

1. Combina todos los ingredientes en un tazón excepto la carne de cangrejo y mezcla bien.

2. Agrega la carne de cangrejo y revuelve para cubrirla.

3. Ponlo en el frigorífico a marinar durante más de 2 horas.

4. Hornea en un horno precalentado a 450 Fahrenheit durante 30 20 minutos.

5. Sírvelo y disfrútalo

NUTRICIÓN: Calorías: 299 kcal Grasa: 14 g Proteína: 32 g Carbohidratos: 9 g

4. Bacalao a la mantequilla

Listo en: 15 minutos

Raciones: 5

Dificultad: Fácil

INGREDIENTES

- 1 cucharada de perejil

- 1 ½ libras de bacalao

- ¼ de cucharadita de ajo en polvo

- 6 cucharadas de mantequilla

- Sal al gusto

- ¾ cucharadita de pimentón

- Pimienta negra al gusto

- 6 rodajas de limón

INSTRUCCIONES

1. Para hacer bacalao con mantequilla, primero mezcla ajo en polvo, sal, pimienta negra y pimentón en un tazón pequeño.

2. Haz pequeños trozos de bacalao. Enjuaga y seca. Luego, con una mezcla de condimentos, enjuaga todos los lados de las copas.

3. Toma una sartén grande, agrega 2 cucharadas de mantequilla y derrite a fuego lento o medio. Luego, añade las cochinillas y cocina durante unos 2-4 minutos.

4. Ahora voltea el bacalao, agrega 4 cucharadas de mantequilla por encima del bacalao y caliéntalo de 3 a 4 minutos hasta que la mantequilla se derrita por completo. Asegúrate de que no esté demasiado cocido.

5. Ahora enjuaga estos bacalaos con néctar de limón y sírvelos.

NUTRICIÓN: Calorías: 1031 kcal Grasa: 41 g Proteína: 156 g Carbohidratos: 3 g

5. Pulpo con espinacas

Listo en: 72 minutos

Raciones: 2

Dificultad: Difícil

INGREDIENTES

- ½ taza de vino

- 1 cebolla picada

- 1 hoja de laurel

- 3 dientes de ajo picado

- 1 ½ cucharadita de pimentón español

- 1 cucharada de aceite de oliva

- Sal al gusto

Pulpo

- 2 cucharadas de aceite de oliva

- 1 libra de pulpo español

Salsa

- 1 cucharada de néctar de limón

- 1/3 tazas de líquido de cocción

- Sal al gusto

- 1 cucharada de aceite de oliva

- Pimienta negra al gusto

INSTRUCCIONES

1. Los diferentes ingredientes que se utilizan para esta receta son cebolla cortada en rodajas, trozos de ajo, laurel, pimentón y sal. Añade todos estos elementos junto con 1 cucharada de aceite de oliva en una cacerola y cocínalos a fuego moderado. Revuelve continuamente hasta que la cebolla se ablande. Añade vino blanco para hacer el líquido de cocción.

2. Ahora es el momento de transferir el pulpo en el líquido de braseado, cubrirlo y cocerlo durante al menos 20 minutos. A continuación, da la vuelta al pulpo, reduce el fuego y cueza otros 40-45 minutos a fuego lento.

3. Ahora retíralo del fuego y ponlo en una bandeja grande. Sumérgelo en el líquido de cocción. Y enfríalo colocándolo en un tazón con hielo.

4. Cuando se enfríe, tápalo y métrelo en la nevera para congelarlo durante 2 horas.

5. Ahora toma una toalla de papel y quita la piel morada de la misma. Haz 3-4 trozos y aclárala con aceite de oliva.

6. Ahora vamos a preparar la salsa. Para ello, añade el líquido de cocción a un cazo y hiérvelo. Luego, retira la materia sólida de la misma, viértela en un tazón para mezclar y enfríala durante 10 minutos. Añade el néctar de limón fresco, el aceite de oliva, el perejil, la sal de mesa y la pimienta y revuelve. La salsa para servir está lista.

7. Ahora transfiere el pulpo a una parrilla que esté precalentada. Cocínalo durante 3-4 minutos y luego dale la vuelta y cocina el otro lado. Ahora transfiérelo en una bandeja.

8. Corta el pulpo en rodajas diagonales y verter el líquido de cocción por encima. Ahora está listo para servir.

NUTRICIÓN: Calorías: 513 kcal Grasa: 29.7 g Proteína: 35.1 g Carbohidratos: 15 g

6. Rodaja de calabacín Keto

Listo en: 70 minutos

Raciones: 8

Dificultad: Difícil

INGREDIENTES

- 2 ½ queso, ricotta

- ½ taza de mantequilla

- 2 ½ taza de tocino cortado en cubitos

- 1 cucharada de aceite de oliva

- 2 cebollas picadas

- 1 taza de nata

- 12 huevos

- 1 taza de harina de almendras

- ½ albahaca, cortada en cubitos

- 5 tazas de calabacín rallado

- 1 taza de queso cheddar rallado

INSTRUCCIONES

1. En la sartén, calienta el aceite a fuego alto.

2. Calienta el tocino y la cebolla durante unos 5 minutos, revolviendo con frecuencia, o hasta que estén crujientes.

3. En un plato aparte, mezcla la leche y los huevos.

4. Combina el queso rallado, la albahaca, el cerdo, el calabacín, la harina de almendras y la mantequilla sobrante en un tazón para mezclar.

5. Vierte esta mezcla en la sartén que se ha empacado.

6. Pon la ricota encima.

7. Hornea en un horno precalentado a 400 Fahrenheit 45 minutos, o hasta que esté dorado y sólido al tacto.

8. Sirve tibio o frío, cortado en rectángulos

NUTRICIÓN: Calorías: 76 kcal Grasa: 6 g Proteína: 8 g Carbohidratos: 2 g

7. Tortilla de taco keto

Listo en: 35 minutos

Raciones: 4

Dificultad: Fácil

INGREDIENTES

- ½ cucharadita de sal

- ½ taza de hojas de espinaca

- 1/3 taza de harina de almendras

- 2 huevos

- 2 cucharaditas de cáscara de psyllium

INSTRUCCIONES

1. En un plato refractario, coloca las espinacas y vierte agua caliente por encima para blanquear las espinacas, reserva unos 5 minutos.

2. Coloca las espinacas en el tanque del procesador de alimentos.

3. Combina la cáscara de psyllium, la harina de almendras, los huevos y la sal en un tazón para mezclar.

4. Licua hasta que esté completamente suave. ¼ de esta mezcla debe colocarse en 1 de estas bandejas para hornear listas. Para crear un caparazón de 15 cm, extiéndelo con una espátula acodada.

5. Para hacer 4 aros, repite con la mezcla restante.

6. Hornea en el horno precalentado a 350 Fahrenheit durante 10 minutos o hasta que el centro esté firme.

7. Para hacer un taco, usa una espátula para mover círculos entre los espacios de una bandeja para muffins antiadherente levantada.

8. Deja enfriar lentamente antes de servir.

9. Cubre con tu relleno de taco preferido.

NUTRICIÓN: Calorías: 171 kcal Grasa: 13.6 g Proteína: 10.6 g Carbohidratos: 1 g

8. Pescado y papas fritas keto

Listo en: 45 minutos

Raciones: 5

Dificultad: media

INGREDIENTES

Salsa tártara

- 4 cucharadas de pepinillo encurtido

- ¾ taza de mayonesa

- ½ cucharada de curry en polvo

Papas fritas

- Sal al gusto

- 1 ½ libra de colinabo

- Pimienta al gusto

Pescado

- 1 cucharadita de sal

- 1 ½ lb de pescado blanco

- 1 taza de harina de almendras

- 2 huevos

- 1 taza de queso parmesano rallado

- 1 cucharadita de cebolla en polvo

- 1 cucharadita de pimentón en polvo

- 2 tazas de aceite para freír

- ¼ de cucharadita de pimienta

- 1 limón para servir

INSTRUCCIONES

1. Para hacer la salsa tártara, mezcla todos los ingredientes. Refrigera mientras termina el resto del tazón.

2. Precalienta el horno a unos 400 Fahrenheit.

3. Corta el colinabo en trocitos pequeños después de pelarlo.

4. Unta las papas fritas con aceite y espolvorea pimienta y sal, y colócalas en una bandeja para hornear forrada con papel pergamino.

5. Teniendo en cuenta el grosor de las papas fritas, hornea durante casi 30 minutos o hasta que se doren.

6. Prepara tu pescado mientras se fría colinabo. En una taza para mezclar, rompe todos los huevos y bátelos con el tenedor hasta que las yemas se separen y los huevos estén mezclados y espumosos.

7. Mezcla el queso parmesano, la harina de almendras y los condimentos en una sartén.

8. Corta el pescado en porciones del tamaño de un bocado y cúbrelo solo con una mezcla de harina de almendras. Sumerge en cáscaras de ballena, luego espolvorea nuevamente con cobertura de almendras.

9. En la cacerola grande, calienta el aceite.

10. Retira la sartén del fuego y cúbrela con la tapa.

11. Fríe el pescado durante unos 3 minutos por cada lado o hasta que se doren por ambos lados y esté bien cocido.

12. Sirve con salsa tártara y papas fritas de colinabo.

NUTRICIÓN: Calorías: 1012 kcal Grasa: 74 g Proteína: 10.6 g Carbohidratos: 6 g

9. Huevos instantáneos en cocotte

Listo en: 5 minutos

Raciones: 6

Dificultad: Fácil

INGREDIENTES

- 6 cucharadas de queso rallado, parmesano

- 1 cucharada de mantequilla

- 6 huevos

- 6 cucharaditas de crema espesa

- Pimienta negra al gusto

INSTRUCCIONES

1. 1 cucharadita de crema espesa se arremolinó en cada molde para cubrir el borde.

2. En cada molde, rompa 1 cáscara.

3. Luego espolvorea queso encima de cada huevo.

4. Finalmente, sazona el queso con pimienta negra. Puedes hacer tanto más pequeño como quieras.

5. Se deben agregar 2 tazas de agua, así como un salvamanteles, a la olla.

6. Coloca 3 moldes ramekins sobre el salvamanteles, acompañado de otros 3 ramekins. Apílalos de manera superpuesta sobre los moldes de abajo, no directamente uno encima del otro. Cocina a baja presión durante unos 2 minutos si quiere yemas líquidas, tres minutos si quiere yemas gruesas.

7. Reduzca rápidamente la presión una vez finalizado el período de cocción. Retira las tapas y coloca los moldes en una rejilla para enfriar. Sirve de inmediato.

NUTRICIÓN: Calorías: 155 kcal Grasa: 11 g Proteína: 10 g Carbohidratos: 25 g

10. Pastel con puré de coliflor

Listo en: 75 minutos

Raciones: 10

Dificultad: Difícil

INGREDIENTES

- 10 onzas de frijoles verdes picadas

- 3 cucharadas de aceite de oliva

- 1 cucharada de orégano

- 2 libras de carne de res

- 2 dientes de ajo picados

- 1 cebolla en rodajas

- 1 cucharadita de sal

- 3 palitos de apio picados

- 3 cucharadas de pasta de tomate

- ¼ taza de vinagre

- 1 taza de caldo de res

- 2 cucharadas de tomillo

Aderezo

- 1 pizca de pimentón

- 1.6 libras de coliflor picada

- ½ cucharadita de sal

- 3 onzas de mantequilla

- ¼ de cucharadita de pimienta

- 1 pizca de orégano seco

- 3 yemas de huevo

INSTRUCCIONES

1. A fuego más alto, coloca una cacerola grande.

2. Agrega la cebolla, el orégano, el ajo, el aceite de oliva y el apio a la sartén y cocine unos 5 minutos, o hasta que la cebolla esté transparente.

3. Agrega la sal y la carne mientras se dora.

4. Una vez que la carne esté dorada, agrega bien la pasta de tomate.

5. Cocina a fuego lento sin tapar unos 20 minutos hasta que este líquido se haya reducido, luego agrega el caldo de res y el vinagre.

6. Cocina a fuego lento unos 5 minutos con el tomillo y los frijoles verdes.

7. Retira la sartén del fuego.

8. Llena la cacerola hasta la mitad con un poco de mezcla de carne, luego reserva. La salsa está lista.

9. Precalienta el horno a unos 350°Fahrenheit.

10. Pon a hervir una cacerola grande con agua y agrega la coliflor.

11. Cocina de 7 a 10 minutos, o hasta que la coliflor esté blanda y escurra.

12. Regresa tu coliflor escurrida con pimienta, sal y mantequilla a la cacerola y cocina por unos minutos.

13. Licúa la mezcla en la licuadora con las yemas de huevo.

14. En el tazón de tu cacerola, coloca suavemente la coliflor triturada sobre la mezcla de carne.

15. Se puede espolvorear pimentón y orégano encima.

16. Hornea la tarta en horno precalentado de 25 a 30 minutos.

17. Sirve de inmediato, o enfríe y prepara para hasta una semana en el refrigerador.

NUTRICIÓN: Calorías: 420 kcal Grasa: 36 g Proteína: 18 g Carbohidratos: 8 g

11. Aguacate relleno de atún

Listo en: 15 minutos

Raciones: 2

Dificultad: Fácil

INGREDIENTES

- 1 cucharadita de néctar de lima

- 5 onzas lata de atún

- 2 cebollas rojas, cortadas en cubitos

- 1 aguacate

- ¼ de taza de cilantro, cortado en cubitos

- 1 cucharadita de mayonesa

- 2 cucharaditas de aceite de oliva

- Sal al gusto

- Lima para servir

- Pimienta negra al gusto

INSTRUCCIONES

1. Raspa la mayor parte del aguacate, haciendo que una pequeña cantidad cerca de la piel retenga la forma del aguacate y tritura el aguacate.

2. Luego, en un tazón, combina el puré de aguacate, aceite de oliva, mayonesa, sal, néctar de limón y pimienta.

3. Escurre el atún y agrégalo a la mezcla de aguacate.

4. Luego agrega el cilantro en rodajas y la cebolla roja, luego mezcla suavemente.

5. Espolvoree sal y pimienta negra.

6. Rellena cada mitad de aguacate con la mezcla y disfrútala.

NUTRICIÓN: Calorías: 407 kcal Grasa: 5.1 g Proteína: 19 g Carbohidratos: 11 g

12. Mariscos con frijoles y col rizada

Listo en: 35 minutos

Raciones: 4

Dificultad: media

INGREDIENTES

- 15 onzas de tomates cherry

- 2 cucharadas de aceite de oliva

- 15 onzas frijoles

- ¼ de taza de vino

- ½ cucharadita de chile rojo

- 2 dientes de ajo picados

- ½ cucharadita de orégano

- ½ pan chapata

- Sal al gusto

- 1 paquete de col rizada picada

- Pimienta negra al gusto

- 4 filetes de fletán

- 1 libra de mejillones

- 2 cucharadas de perejil picado

- Papel aluminio

INSTRUCCIONES

1. Precalienta la parrilla a fuego medio-alto. En la superficie de trabajo, coloca 4 hojas de papel de aluminio resistente de 12 x 18". En una taza grande, mezcla los pimientos, el orégano, los frijoles, las hojuelas de pimiento rojo, el ajo, el vino, el aceite de oliva, ¾ de cucharadita de sal y un poco de pimienta molida y revuelve bien.

2. Rocía aceite de oliva sobre el papel de aluminio. Coloca la col rizada en el medio de cada hoja en una capa uniforme. Coloca el fletán encima y sazona con sal y pimienta. Coloca los mejillones en las hojas y cubre con la mezcla de tomate. Doble los lados para asegurar el papel de aluminio tirando de los 2 extremos pequeños para cerrarlos y doblando dos veces.

3. Asa los paquetes de papel de aluminio durante unos 10 minutos, o hasta que este pescado esté completamente cocido y los mejillones se hayan abierto. Transfiere a la bandeja para hornear con precaución. 1-2 minutos por pie, asa el pan a la parrilla hasta que esté finamente carbonizado. Sazona los cortes laterales con sal, luego rocía con aceite de oliva. Retira con cuidado cada paquete de papel de aluminio; retira los mejillones que no hayan sido abiertos. Ofrece con pan y una guarnición de perejil.

NUTRICIÓN: Calorías: 228 kcal Grasa: 11.9 g Proteína: 23.7 g Carbohidratos: 8.9 g

13. Barramundi en Papillote

Listo en: 35 minutos

Raciones: 5

Dificultad: Fácil

INGREDIENTES

- 1 néctar de limón

- 2 cucharadas de aceite de oliva

- 2 pimientos en rodajas (rojo y amarillo)

- 200 g de filetes de barramundi

- 1 cebolla picada

- 2 dientes de ajo picados

- 400 g de tomates cherry picados

- 100 ml de vino

- 2 cucharadas de tomillo picado

Ensalada de hinojo

- Limón al gusto

- 2 bulbos de hinojo, cortados en rodajas

- 2 cucharadas de perejil picado

- ¼ de cebolla española picada

- 1 ½ cucharada de aceite de oliva

INSTRUCCIONES

1. Precalienta el horno a casi 350 Fahrenheit. En la cacerola ancha, caliente el aceite a fuego medio a alto, luego agrega la cebolla, el pimiento y el ajo, revolviendo regularmente hasta que estén suaves. Cocine a fuego lento hasta que el vino se haya reducido a la mitad, luego agrega el azafrán, el tomillo y los tomates, sazona al gusto y proceda a cocinar hasta que la salsa se espese (2-3 minutos). El tomillo se puede desechar.

2. Coloca 4 hojas anchas de bandeja para hornear en la superficie de trabajo, luego coloca uniformemente la mezcla de pimiento en el medio de cada una. Sazona al gusto, luego cubra cada parte con un filete de pescado, rocía con aceite y néctar de limón, espolvorea con cáscara, luego enrolla la bandeja para hornear para dar forma a los paquetes, sumergiendo los extremos debajo para sellar. Cambia a una bandeja para hornear, luego asa hasta que el pescado esté terminado.

3. Mientras tanto, para crear la ensalada de hinojo, agrega el hinojo escurrido con los ingredientes restantes en un tazón para mezclar, sazona al gusto y revuelva para cubrir. Puedes servir con las rodajas de limón encima del pescado.

NUTRICIÓN: Calorías: 4212 kcal Grasa: 18 g Proteína: 2 g Carbohidratos: 11 g

14. Guiso de pescado provenzal

Listo en: 50 minutos

Raciones: 4

Dificultad: media

INGREDIENTES

- 3 cucharadas de aceitunas negras

- 4 cucharadas de aceite de oliva

- 1 cebolla triturada

- 1 bulbo de hinojo picado y sin corazón

- 2 cucharaditas de tomillo triturado

- 1 calabacín picado

- Sal al gusto

- 2 dientes de ajo picados

- 28 onzas de tomate picado

- ½ taza de vino seco

- 3 tazas de caldo de pollo

- 1 cucharadita de azafrán

- 1 ½ libras de pescado

- 8 onzas de papas

- 1 néctar de naranja

- 3 cucharadas de hojas de albahaca de pescado

INSTRUCCIONES

1. En una sartén grande para asar o en un hervidor, calienta 2 cucharadas de aceite de oliva a fuego moderado. Saltea el hinojo y las cebollas durante 5 minutos o antes de que empiecen a ablandarse. Sazona con pimienta y sal, luego agrega el calabacín y el ajo y asa durante los siguientes 5 minutos, o hasta que todas estas verduras estén tiernas. Revuelve todo el vino blanco, limpiando los trozos dorados de la base del recipiente.

2. Hierve a fuego lento los tomates, la pulpa, el caldo, el tomillo y el azafrán; introduce las papas, y deja cocer durante 10-12 minutos hasta que estén bien blandas.

3. Mientras tanto, en una sartén amplia a fuego medio, calienta las 2 cucharadas soperas de aceite de oliva. Sazona tu pescado con pimienta y sal, luego dóralo por todos lados durante 5-7 minutos por mano hasta que esté apenas asado a la parrilla. Saca el pescado de la sartén y déjalo a un lado para que se enfríe un poco antes de cortarlo en trozos de 1" con un tenedor. Revuelve suavemente para mezclarlos con el néctar y la ralladura de naranja, así como las aceitunas cortadas por la mitad.

4. Sirve en los tazones individuales y come caliente con la albahaca cortada sobre cada pieza. Coloca las rebanadas de baguette principalmente a un lado o sobre los tazones con un poco de rouille.

NUTRICIÓN: Calorías: 464.34 kcal Grasa: 17.84 g Proteína: 39.77 g Carbohidratos: 34.64 g

Capítulo 4: Recetas para aperitivos

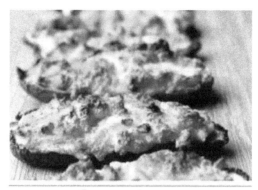

Las mejores

RECETAS DE APERITIVOS

Keto

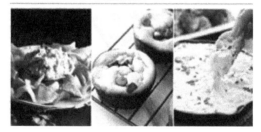

1. Parmesano - Coliflor asada

Listo en: 45 minutos

Raciones: 6

Dificultad: media

INGREDIENTES

- 1 taza de queso gruyere picado

- 1 coliflor en rodajas

- Sal al gusto

- 3 cucharadas de aceite de olive

- 1 taza de queso parmesano picado

INSTRUCCIONES

1. Precalienta el horno a aprox. 350 Fahrenheit

2. Retira las hojas exteriores de la coliflor y corte su cabeza en los floretes. Desecha los tallos. Coloca sus floretes en una sartén. Rocíalo con aceite de oliva y espolvorea generosamente con sal y pimienta. Tíralo bien. Luego hornea por 30 minutos, arrojándolo una vez, hasta que la coliflor esté suave y comience a dorarse.

3. Espolvorea con queso parmesano y gruyere, luego hornea por 1-2 minutos más, hasta que el queso se derrita. Sazona al gusto y sirve caliente

NUTRICIÓN: Calorías: 247 kcal Grasa: 18 g Proteína: 6 g Carbohidratos: 14 g

2. Papas Fritas de Rutabaga

Listo en: 60 minutos

Raciones: 3

Dificultad: media

INGREDIENTES

- 1 cucharadita de perejil picado

- 3 colinabos

- 3 tazas de agua

- Sal al gusto

- 2 cucharadas de aceite de oliva

- 1 cucharadita de ajo picado

- Pimienta negra al gusto

Cobertura

- ¼ de taza de trocitos de tocino

- ½ taza de queso picado

INSTRUCCIONES

1. Pela el colinabo y córtelo en trozos de ¼ "de grosor que se asemejen a papas fritas. Fríe, si deseas más

del corte de carne, también puede cortarlo más grueso. Ahora, para que los colinabos sean fáciles de cortar, colóquelos en el microondas durante aproximadamente 30 s/s para ablandarlos.

2. Mezcla trozos cortados de colinabo en un recipiente que tenga agua fría con 1 cucharadita de sal. Déjalo en remojo durante al menos 20 minutos.

3. Precalienta tu horno a 400 Fahrenheit.

4. Escurre el agua del recipiente. Ahora agrega aceite de oliva, 1 cucharadita de sal, ajo en polvo, pimienta y perejil. Mezcla, asegúrese de que todas las papas fritas estén finamente cubiertas.

5. Vierte las papas fritas sazonadas en una bandeja para hornear que estaría forrada con papel pergamino. Extiende uniformemente y hornee en el horno durante 30 minutos. Mezcla las papas fritas y voltea. Lleva el horno a 425 Fahrenheit y hornea por 10 minutos adicionales.

6. Sirve y disfruta.

NUTRICIÓN: Calorías: 115 kcal Grasa: 5 g Proteína: 2 g Carbohidratos: 12 g

3. Receta de fresas crujientes

Listo en: 45 minutos

Raciones: 8

Dificultad: media

INGREDIENTES

Relleno

- 5 tazas llenas de fresas frescas peladas y cortadas en cuartos

- 1 cucharadita de extracto de vainilla

- ¼ de taza de azúcar blanca granulada

- 3 cucharadas de maicena

Cobertura

- 1 taza de harina para todo uso

- ¾ taza de avena a la antigua

- 2/3 taza de azúcar morena compacta

- ½ cucharadita de sal

- 2/3 taza de azúcar blanca granulada

- ¾ cucharadita de canela

- ½ taza (1 barra) de mantequilla derretida

INSTRUCCIONES

1. Precalienta el horno a casi 350 Fahrenheit.

2. En una taza grande, combina las fresas en cubitos y el azúcar y bate hasta que las fresas consuman suficiente azúcar. Agrega el extracto de vainilla y la maicena hasta que las fresas estén completamente cubiertas. Vierte esto en la bandeja para hornear que se ha empacado.

3. Combina el arroz, los guisantes, sal, azúcar granulada, azúcar morena y la canela en una taza de mezcla mediana diferente. Revuelve por toda la mantequilla derretida hasta que se extienda uniformemente y se desmorone. Con un tenedor, esparza uniformemente esta mezcla de migas sobre las fresas.

4. Hornea de 35 a 40 minutos, o hasta que la fruta esté burbujeante y la cobertura se dore, en un horno precalentado. Deje enfriar unos minutos antes de servir. Sirva con una bola de helado de vainilla encima cuando aún esté suave.

NUTRICIÓN: Calorías: 387 Cal Grasa: 12 g Proteína: 3 g Carbohidratos: 67 g

4. Cacerola de calabacín con queso

Listo en: 45 minutos

Raciones: 6

Dificultad: media

INGREDIENTES

- 2 a 3 calabacines, de aproximadamente ¼ de pulgada de grosor

- ¼ de cucharadita de sal

- 3 huevos

- ¼ de taza de queso parmesano rallado

- 3 a 4 dientes de ajo picados

- $1/3$ taza de crema espesa

- 1 cucharadita de albahaca seca

- ⅛ cucharadita de nuez moscada molida

- ¼ de cucharadita de pimienta molida fresca

- 1 ½ tazas de queso cheddar rallado dividido

- 2 cucharadas de mantequilla, cortada en trozos de ¼ de pulgada de grosor

- Perejil fresco picado para decorar

INSTRUCCIONES

1. Precalienta el horno a casi 350 Fahrenheit.

2. Unta con mantequilla una bandeja para hornear de 9" y déjela a un lado.

3. Mezcla las rodajas de calabacín con la sal en una bandeja para hornear y déjalas a un lado.

4. Combina la nuez moscada, la crema espesa, el ajo, el queso parmesano, los huevos, la albahaca y la pimienta molida en un plato para mezclar.

5. Cubre el calabacín con ½ taza de queso cheddar en rodajas.

6. Rocíe la salsa de crema lista sobre el calabacín, luego espolvoree los trozos de mantequilla por encima.

7. Hornea por veinte minutos a 350 Fahrenheit.

8. Sácalos del horno y luego cúbrelos con el queso sobrante.

9. Hornea por otros 7 a 10 minutos, solo hasta que el calabacín esté suave y burbujeante.

10. Sácalos del horno y déjalos a un lado durante 10 minutos.

11. Decora con el perejil antes de picar y servir.

NUTRICIÓN: Calorías: 256 Cal Grasa: 22 g Proteína: 13 g Carbohidratos: 4 g

5. Pizza de pepperoni y jalapeño

Listo en: 30 minutos

Raciones: 8

Dificultad: Fácil

INGREDIENTES

- 14 onzas de tomates pelados enteros

- 1 cucharadita de orégano

- 1 cucharada de aceite de oliva

- 1 cucharadita de albahaca seca

- ½ cucharadita de sal kosher

- ¼ de cucharadita de pimienta negra molida

- 8 onzas de queso rallado

- 1 masa de pizza entera

- Pepperoni

- Pimientos jalapeños picados

INSTRUCCIONES

1. Precalienta el horno a casi 450 Fahrenheit.

2. Escurre y tritura los tomates enlatados en el procesador de alimentos.

3. Mezcla la sal, la albahaca seca, el orégano, el aceite de oliva y la pimienta.

4. Coloca la salsa en capas finas sobre la masa de pizza, dejando un borde de media pulgada para la corteza.

5. Agrega el queso, el pepperoni y los jalapeños.

6. Hornea durante 8-10 minutos, o hasta que el queso se derrita y la corteza se dore. Saca la bandeja para hornear del horno.

7. Corta en rodajas y sirve.

NUTRICIÓN: Calorías: 294 Cal Grasa: 4 g Proteína: 10 g Carbohidratos: 57 g

6. Salsa de pizza fácil

Listo en: 1-2 horas

Raciones: 8

Dificultad: Fácil

INGREDIENTES

- 1 lata de pasta de tomate (6 onzas)

- 1 ½ tazas de agua

- ⅓ taza de aceite de oliva virgen extra

- ½ cucharada de albahaca

- 2 dientes de ajo picados

- Pimienta negra y sal

- ½ cucharada de orégano

- ½ cucharadita de romero

INSTRUCCIONES

1. Combina el agua, la pasta de tomate y el aceite de oliva en una taza para mezclar. Mezcla bien. El ajo, el orégano, la sal y la pimienta al gusto, la albahaca y el romero también son buenas adiciones. Mezcla bien y deja reposar durante muchas horas para permitir que

los sabores se mezclan. No es necesario prepararlo; simplemente extiéndalo sobre la masa.

NUTRICIÓN: Calorías: 104 Cal Grasa: 9.5 g Proteína: 1 g Carbohidratos: 4.7 g

7. Bombas de grasa de mantequilla de maní

Listo en: 1 hora 30 minutos

Raciones: 1

Dificultad: Difícil

INGREDIENTES

Bombas de grasa de mantequilla de maní

- ½ taza de aceite de coco (derretido)

- 1 cucharadita de esencia de vainilla

- ¾ taza de mantequilla de maní

- ¼ de cucharadita de sal

- 2 cucharaditas de stevia líquida

Chocolate Ganache

- Polvo de cacao

- Aceite de coco

- Stevia líquida

INSTRUCCIONES

1. Agrega el aceite de coco, el extracto de vainilla, las especias, la mantequilla de maní y la stevia líquida en una taza para mezclar. Bate hasta que la pasta esté espesa y cremosa.
2. Usa vasos de papel para muffins para llenar una bandeja de seis muffins. Llena cada taza con alrededor de 3 cucharadas de la mezcla de mantequilla de maní.

3. Deja reposar al menos 1 hora o toda la noche en el frigorífico.

4. Mezcla algunos componentes de ganache hasta que se vuelva suave como la seda, ya que una capa de mantequilla de maní se enfría.

5. Cubre cada bomba de grasa con alrededor de 1 cucharada de ganache de chocolate.

6. Enfriar durante casi 30 minutos antes de servir en el frigorífico.

NUTRICIÓN: Calorías: 247 Cal Grasa: 24.4 g Proteína: 3.6 g Carbohidratos: 3.3 g

8. Rutabaga asada con romero

Listo en: 45 minutos

Raciones: 4

Dificultad: media

INGREDIENTES

- 1 cucharada de mantequilla

- 1 libra de rutabaga, en rodajas

- 1 cucharada de romero triturado

- ¼ de taza de cebolla picada

- 1 cucharada de aceite de oliva

- ⅛ cucharadita de chile

- Sal al gusto

INSTRUCCIONES

1. En primer lugar, precalienta el horno a 400 Fahrenheit y coloca la rejilla en una posición intermedia. Coloca una bandeja con papel pergamino.

2. Luego, mezcla el colinabo en cubos con cebolla, romero, aceite de oliva, pimienta, sal y extiéndelo en la sartén en una capa plana. Hornea durante 20-30 minutos o hasta que esté tierno con el tenedor.

3. Ahora calienta una sartén mediana a fuego medio. Cuando esté caliente, agrega un poco de mantequilla y revuelve para cubrir su sartén. Luego fría hasta que se dore.
4. Puedes servir con carnes a la parrilla, asadas o a la sartén, y una ensalada aquí para minimizar sus carbohidratos adicionales.

NUTRICIÓN: Calorías: 100 kcal Grasa: 6.51 g Proteína: 1.47 g Carbohidratos: 10 g

9. Toum

Listo en: 30 minutos

Raciones: 18

Dificultad: Fácil

INGREDIENTES

- ½ taza de néctar de limón

- 1 taza de ajo picado

- 3 tazas de aceite

- Sal al gusto

INSTRUCCIONES

1. En primer lugar, corte los dientes de ajo por la mitad a lo largo y luego eliminará los brotes verdes.

2. Ahora transfiera estos dientes de ajo en rodajas a un buen procesador de alimentos y agrega la sal a los dientes de ajo. Procese durante 1 minuto hasta que el ajo esté finamente picado. Asegúrese de raspar estos lados de su procesador de alimentos después.

3. Cuando el procesador de alimentos está funcionando, vierte lentamente 1-2 cucharadas de aceite, y luego lo detienes y raspas el tazón. Continúe y agrega otra cucharada o 2 hasta que el ajo comience a tener una textura cremosa.

4. Una vez que el ajo se vea cremoso con unas pocas cucharadas de aceite, aumente la velocidad de vertido del aceite y alterne con media taza de néctar de limón hasta que se incorpore todo el néctar y el aceite de limón. Esto le habrá llevado unos 15 minutos en completarse.

5. Ahora transfiera esta salsa a un recipiente de vidrio y luego cúbrala con una toalla de papel en su refrigerador durante la noche.

NUTRICIÓN: Calorías: 343 kcal Grasa: 37 g Proteína: 1 g Carbohidratos: 3 g

10. Ensalada de nabo

Listo en: 20 minutos

Raciones: 4

Dificultad: Fácil

INGREDIENTES

- 4 tazas de nabos picados

- ¼ de taza de chile rojo en rodajas

- Sal al gusto

- 1 cucharada de vinagre

- ¼ de taza de mayonesa derretida

- 2 cucharadas de azúcar

- Pimienta negra al gusto

INSTRUCCIONES

1. En el tazón, mezcla todos los ingredientes excepto los nabos. Ahora vierte los nabos y revuélvelos bien para cubrirlos. Luego refrigera por varias horas para que se mezclan sus sabores.

NUTRICIÓN: Calorías: 113 kcal Grasa: 4 g Proteína: 2 g Carbohidratos: 18 g

11. Ensalada de repollo rojo y zanahoria con nabos y aderezo

Listo en: 40 minutos

Raciones: 5

Dificultad: media

INGREDIENTES

- ½ taza de cilantro triturado

- 4 tazas de nabos picados

- ½ repollo picado

- 2 zanahorias picadas

- 3 hojas de choy

Aderezo de repollo

- 1 cucharada de sirope

- ¼ taza de aceite de oliva

- 1 bulbo de ajo picado

- Jugo de 1 limón

- 1 cucharada de salsa de soja

INSTRUCCIONES

1. Pica los nabos y las zanahorias, luego agrégalos a un tazón grande. Puedes triturarlos con un rallador de caja grande y triturarlos en un procesador de alimentos con una cuchilla para triturar.

2. Después, haz rodajas finas de col roja y bok choy, luego agrégalas a un tazón más grande. Ahora agrega nabos, repollo, zanahorias, cilantro y bok choy al tazón y mezcla bien.

3. En el tazón pequeño, mezcla todos los ingredientes del aderezo.

4. Luego, vierte los aderezos sobre las verduras y las hierbas en un tazón grande y mezcla bien.

NUTRICIÓN: Calorías: 185 kcal Grasa: 11 g Proteína: 3 g Carbohidratos: 20 g

12. Cebollas frescas a la parrilla

Listo en: 25 minutos

Raciones: 5

Dificultad: Fácil

INGREDIENTES

- Pimienta negra al gusto

- 1 libra de cebolla picada

- 2 cucharadas de néctar de limón

- 2 cucharadas de aceite de oliva

- Sal al gusto

INSTRUCCIONES

1. Precalienta el horno a 400 Fahrenheit. Ahora divide las cebollas por la mitad a lo largo y colócalas en una bandeja para hornear.

2. Rocía el néctar de limón y el aceite encima, luego sazona con pimienta y sal al gusto. Luego en el horno, asa durante unos 20 minutos hasta que la cebolla esté tierna y finamente dorada.

3. Si estás a punto de cocinar cebollas a la parrilla, mezcla el néctar de limón y el aceite en un tazón pequeño. Corta las cebollas por la mitad a lo largo y

cepíllelas con una mezcla de aceite y limón. Sazona con sal y pimienta al gusto.

4. Asa durante 10-15 minutos (depende del tamaño) y dale la vuelta cada pocos minutos.
5. Sírvelo justo después de que salga de la parrilla a temperatura ambiente y rocíalo con el néctar y aceite de limón restante justo antes de servir.

NUTRICIÓN: Calorías: 135 kcal Grasa: 10 g Proteína: 1 g Carbohidratos: 9 g

13. Papas fritas de calabacín con mayonesa de tomate picante

Listo en: 25 minutos

Raciones: 4

Dificultad: Fácil

INGREDIENTES

- 3 cucharadas de aceite de oliva

- 2 libras de calabacín

- 2 huevos

- 1 cucharadita de pasta de cebolla

- 4 onzas de harina de almendras

- Pimienta negra al gusto

Tomate picante

- Pimienta negra al gusto

- 1 taza de mayonesa

- ½ cucharadita de chile

- 1 cucharadita de tomate picado

- Sal al gusto

INSTRUCCIONES

1. Mezcla los ingredientes para la mayonesa de tomate y refrigere.

2. Precalienta el horno a 400° Fahrenheit. Forra la bandeja del horno con papel pergamino.

3. En un tazón, rompa los huevos y bate hasta que estén suaves.

4. Mezcla la harina de almendras, las especias y el queso parmesano en el otro bol.

5. Corta el calabacín en bastones y quitar las semillas.

6. Reboza los palitos de calabacín en la mezcla de harina de almendras hasta que estén completamente cubiertos. A continuación, sumérgelos en la masa de huevo y luego de nuevo en la mezcla de harina de almendras.

7. Coloca los palitos de calabacín en una bandeja de horno y rocía con aceite de oliva. Hornéalo durante casi 20-25 minutos/hasta que las papas fritas se hayan dorado finamente. Sirve con mayonesa de tomate picante.

NUTRICIÓN: Calorías: 843 kcal Grasa: 78 g Proteína: 24 g Carbohidratos: 8 g

14. Endivias caramelizadas con manzanas

Listo en: 40 minutos

Raciones: 4

Dificultad: media

INGREDIENTES

- ½ taza de agua

- 1 manzana smith en rodajas

- Sal al gusto

- 1 cucharada de mantequilla

- 4 belgas en rodajas

- 1 cucharada de aceite de cocina

INSTRUCCIONES

1. Coloca con cuidado las seis rodajas de manzana entre las hojas de cada mitad de la escarola.

2. Luego, en una sartén grande, derrita la mantequilla en el aceite a fuego alto. Añade las endibias, cortadas por los lados hacia abajo, y cocínalas a fuego moderado hasta que estén finamente doradas, casi durante 6 minutos. Ahora dale la vuelta a las endibias con cuidado. Salpimentar y añadir agua a la sartén. Tapa y cocina a fuego lento hasta que las endibias

estén tiernas, durante 12-15 minutos. Ahora destapa y cocina hasta que el líquido se haya evaporado y sirve caliente.

NUTRICIÓN: Calorías: 290 kcal Grasa: 29 g Proteína: 3 g Carbohidratos: 1 g

15. Endivias caramelizadas con pasta de calabaza cremosa

Listo en: 35 minutos

Raciones: 1

Dificultad: media

INGREDIENTES

- 1 cucharada de aceite de oliva

- 6 endivias picadas

- Chalotes picados

- 1 taza de néctar de naranja

- 1 cucharada de salsa de soja

- ½ cucharadita de albahaca

- 1 cucharada de sirope de arce

- Pimienta negra al gusto

- ½ cucharada de almendras en polvo

- ½ cucharadita de nuez moscada

- Queso

Pasta de calabaza

- 1 ½ sopa de verduras

- 7 onzas de espagueti

- 1 taza de leche de coco

- ½ taza de calabaza

- 1 bulbo de pasta de ajo

- Sal al gusto

- ¼ de cucharadita de chile en polvo

INSTRUCCIONES

Endivias caramelizadas

1. En una sartén, caliente el aceite a fuego medio, agrega las chalotas y cocina por 3-5 minutos/hasta que comiencen a dorarse.

2. Ahora enjuague las endivias, retire las hojas exteriores y recorte del fondo. Agrégalo a la sartén y dore durante 1-2 minutos, voltéalo una vez.

3. Viértelo en néctar de naranja, salsa de soja, sirope de arce, nuez moscada y pimienta negra. Enciende el fuego alto y cubre. Cocina durante al menos 30 minutos.

4. Una vez que las endivias estén blandas y se puedan perforar fácilmente con un cuchillo, ahora destape y deje que el resto del líquido se evapore y cuando no quede líquido, continúa la cocción hasta que se caramelicen, voltéalas regularmente para dorarlas uniformemente.

5. Sirve con almendras tostadas, pasta de calabaza y queso desmenuzado.

Pasta de calabaza en olla

1. En la cacerola grande, mezcla el puré de calabaza, el ajo, el chile, la leche de coco, el agua y la sal. Ahora cocina a fuego lento. Luego agrega los espaguetis y cocine por 8-9 minutos (o menos, dependiendo de la pasta que tenga), mezclando regularmente para evitar que se pegue. Míralo con atención ya que el líquido subirá rápidamente. Prueba y ajusta los condimentos si es necesario.

NUTRICIÓN: Calorías: 305 kcal Grasa: 8.3 g Proteína: 10.3 g Carbohidratos: 50 g

Capítulo 5: Recetas para sopas

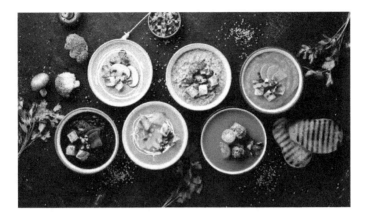

1. Sopa de tortilla de chorizo

Listo en: 50 minutos

Raciones: 20

Dificultad: media

INGREDIENTES

- 1 taza de cebolla picada

- 12 onzas españolas

- 2 cucharadas de aceite de oliva

- 28 onzas de tomates picados

- 4 tazas de sopa de pollo

- Sal al gusto

- 2 cucharaditas de pasta de ajo

- 15 onzas frijoles

- 2 tazas de tomate kétchup

- Pimienta negra al gusto

INSTRUCCIONES

1. En aceite, mezcla la cebolla de 4 a 6 minutos, mezcla el ajo por 60 segundos, y luego en la otra sartén, cocina la salchicha en aceite por 4 minutos hasta que se dore.

2. Mezcla el caldo de pollo, la sal, los tomates y las papas y hiérvelos durante 6 minutos, luego mezcla los frijoles y revuelve durante 20 a 21 minutos. En otros sartenes, fríe los trozos de tortilla por 60 segundos, esparcir la sal, condimentar la sopa con sal y pimienta, y servirla con tiras de tortilla.

NUTRICIÓN: Calorías: 325.7 kcal Grasa: 19.6 g Proteína: 15 g Carbohidratos: 21.3 g

2. Guiso como sopa

Listo en: 35 minutos

Raciones: 4

Dificultad: Fácil

INGREDIENTES

- 2 cucharadas de aceite de oliva

- 1 libra de pollo

- Pimienta negra al gusto

- 3 dientes de ajo picados

- 1 cebolla picada

- 1 chile rojo

- Sal al gusto

- 6 papas picadas

- 15 onzas de frijoles rojos

- 15 onzas de papas picadas, asadas al fuego

- 2 cucharaditas de salsa

- 1 taza de totopos de maíz

- ¼ taza de caldo de pollo

- ¾ libra de chorizo

- 2 tazas de queso cheddar ahumado

- Cilantro triturado

- Cebolletas trituradas

- Tomillo picado

INSTRUCCIONES

1. Mezcla el pollo con sal y pimienta, combina el pollo y el aceite en una sartén hasta que se dore, luego pon el chorizo y el ajo y hornea por 4 minutos.

2. Ahora mezcla las papas, los pimientos y las cebollas.

3. Luego cocina con salsa picante, tomates, frijoles durante 4 a 6 minutos.

4. Mezcla el caldo de pollo y hervir durante 10 minutos.

5. Sírvelo con tortillas y queso, con guarnición de cebolletas y hierbas.

NUTRICIÓN: Calorías: 774 kcal Grasa: 42.9 g Proteína: 36.9 g Carbohidratos: 61.7 g

3. Guiso de cordero al romero

Listo en: 125 minutos

Raciones: 5

Dificultad: Difícil

INGREDIENTES

- 6 hongos picados

- ½ libra de carne de cordero

- ½ rodajas de cebolla

- 1 papa picada

- ¼ de taza de harina

- 2 cucharadas de aceite de oliva

- 3 tazas de sopa de pollo

- 2 tallos de apio triturado

- 2 cucharadas de romero picado

- ½ cucharadita de tomillo picado

- ¼ de cucharadita de salvia

- ½ cucharadita de pimentón

- ¼ de cucharadita de orégano

- Sal al gusto

- 2 cucharaditas de vino

- Pimienta negra al gusto

- ½ cucharadita de salsa

INSTRUCCIONES

1. En aceite, cocina la cebolla, el apio y los champiñones y colócalos en el plato.

2. Ahora mezcla la carne en aceite y cocina por todos lados hasta que se dore.

3. Unta el pimentón y luego la harina y cocina hasta que la harina se dore.

4. Ahora combina el caldo y revuelva, finalmente combina todos los ingredientes de la carne y hierve durante 60 minutos.

NUTRICIÓN: Calorías: 217 kcal Grasa: 8.7 g Proteína: 17.2 g Carbohidratos: 16.8 g

4. Sopa de coliflor con tocino

Listo en: 35 minutos

Raciones: 5

Dificultad: media

INGREDIENTES

- 1 taza de leche

- 4 tocino picado

- 2 zanahorias trituradas

- 1 cebolla picada

- Sal al gusto

- 2 tallos de apio triturado

- 2 cucharadas de harina

- Pimienta negra al gusto

- ¼ de taza de sopa de verduras

- 2 dientes de ajo picados

- 2 tomillo picado

INSTRUCCIONES

1. En una sartén, cocine el tocino hasta que esté crujiente; en otra sartén, mezcla el apio, la cebolla y la zanahoria con sal y pimienta y cocina por 6 minutos.

2. Ahora cocina el ajo por 60 segundos y luego agrega la harina, el tomillo y la coliflor y cocina por 120 segundos.

3. Agrega el caldo y la leche y cocina a fuego lento hasta que la coliflor esté tierna durante 16 a 20 minutos.

4. Por último, condimentarlo y adornarlo con sal, pimienta y tocino.

NUTRICIÓN: Calorías: 249 kcal Grasa: 5 g Proteína: 10 g Carbohidratos: 207 g

5. Sopa cremosa de coliflor y papas con tocino

Listo en: 35 minutos

Raciones: 4

Dificultad: media

INGREDIENTES

- 6 tazas de crema

- 1 cucharada de aceite de oliva

- 250 g de tocino triturado

- 2 puerros picados

- 3 dientes de ajo picados

- ¼ de coliflor, cortada en rodajas

- 1 pan

- 500 g de papas picadas

INSTRUCCIONES

1. Cocina el tocino en aceite caliente durante 180 segundos.

2. Mezcla el ajo en aceite, pon en la sartén, cocinar de 4 a 6 minutos.

3. Mezcla el caldo, la papa y hierve después de agregar la coliflor. Hervir durante 30 minutos hasta que todas las verduras se ablanden.

4. Mezcla la sopa en juegos hasta que quede suave y mezcla la crema y caliéntala y luego viértela en la olla, unta la pimienta y cubre con tocino y sírvela y disfrútala.

NUTRICIÓN: Calorías: 1270 kcal Grasa: 10.7 g Proteína: 25 g Carbohidratos: 26.4 g

6. Sopa de pollo y col rizada

Listo en: 45 minutos

Raciones: 6

Dificultad: media

INGREDIENTES

- 2 papas picadas

- 1 cucharada de aceite de oliva

- 1 cucharada de ajo picado

- 2 tomillo picado

- 1 ½ tazas de cebolla picada

- 15 onzas frijoles norte

- 12 onzas de pollo deshuesado

- 6 tazas de sopa de pollo

- 3 tazas de col rizada triturada

- Sal al gusto

- 2 cucharadas de néctar de limón

- Pimienta negra al gusto

INSTRUCCIONES

1. Mezcla la cebolla en aceite calienta durante 4 a 6 minutos, agrega ajo y luego combina los frijoles, el caldo de sal, la pimienta, las papas y el tomillo.

2. Hierve la mezcla a fuego medio o alto.

3. Agrega el pollo en forma de trozos, mezcla la col rizada en la sopa y hornea hasta que la col se ablande.

4. Finalmente, mézclalo con pollo desmenuzado y néctar de limón. Sírvelo y disfrútalo.

NUTRICIÓN: Calorías: 271 kcal Grasa: 5.1 g Proteína: 25.8 g Carbohidratos: 30.4 g

7. Sopa de hamburguesa de queso

Listo en: 45 minutos

Raciones: 12

Dificultad: media

INGREDIENTES

- 3 tazas de caldo de pollo

- ½ libra de carne de res

- ¾ taza de zanahoria rallada

- ¾ taza de cebolla picada

- ¾ taza de apio picado

- 1 cucharadita de perejil seco

- 1 cucharadita de albahaca seca

- 4 cucharadas de mantequilla

- 4 tazas de papas picadas

- ¼ de taza de harina para todo uso

- ¾ cucharadita de sal

- 2 tazas de queso procesado

- ½ cucharadita de pimienta negra

- 1 ½ taza de leche

- ¼ taza de crema agria

INSTRUCCIONES

1. Sofríe la carne molida dorando en la cacerola. Y luego escúrrelo antes de dejarlo a un lado.

2. Luego agrega un poco de mantequilla, zanahoria rallada, albahaca, cebolla, hojuelas de perejil y apio en la misma sartén y cocine hasta que estén listos.

3. Agrega la carne, las papas y el caldo y hierve. Cocínalo hasta que las papas estén tiernas.

4. Derrite la mantequilla y luego mezcla la harina en una sartén pequeña. Revuelve hasta que se burbujeante. Transfiere a una sopa y hiérvela. Cocínalo durante 3 minutos sin dejar de revolver.

5. Agrega queso, sal, leche y pimienta y cocine hasta que el queso se derrita. Deja de calentar y mézclalo con crema agria.

6. Sírvelo y disfrútalo

NUTRICIÓN: Calorías: 258 kcal Grasa: 14 g Proteína: 15 g Carbohidratos: 19 g

8. Estofado de cerdo

Listo en: 25 minutos

Raciones: 6

Dificultad: Fácil

INGREDIENTES

- 1 taza de vinagre de sidra

- 2 libras de lomo de cerdo

- 10 onzas de calabaza moscada

- 1 taza de zanahoria picada

- 3 dientes de ajo

- 1 manzana, crujiente de miel

- ½ taza de cebolla picada

- 1 manzana Smith

- 3 tazas de caldo de pollo

- 1 cucharadita de tomillo seco

- 1 cucharadita de pimentón molido

- ¼ de cucharadita de chile en polvo

- 2 cucharadas de perlas de tapioca

- 4 cucharadas de pasta de tomate

- ½ cucharadita de sal

- ½ cucharadita de salvia seca

INSTRUCCIONES

1. Combina todos los elementos en una olla y revuelve bien.

2. Tapa la olla y déjala cocer durante 5 horas a fuego alto.

3. Sírvelo y disfrútalo.

NUTRICIÓN: Calorías: 312.86 kcal Grasa: 6.5 g Proteína: 35.5 g Carbohidratos: 30 g

9. Sopa de lasaña

Listo en: 50 minutos

Raciones: 6

Dificultad: media

INGREDIENTES

- ½ cucharadita de tomillo seco

- 2 cucharadas de aceite de oliva

- 1 cebolla picada

- 1 libra de carne molida

- 5 dientes de ajo picados

- 14,5 onzas de tomates picados

- 4 ½ taza de caldo de pollo

- 14.5 onzas puré de tomates

- 1 cucharadita de albahaca seca

- 2 ½ cucharadas de pasta de tomate

- ¾ cucharadita de orégano seco

- Pimienta negra y sal al gusto

- ½ cucharadita de romero seco

- 6 onzas de fideos para lasaña

- ½ taza de parmesano rallado

- 8 onzas de queso ricota

- 1 ¼ taza de queso mozzarella rallado

- 2 cucharadas de perejil picado

INSTRUCCIONES

1. Calienta el aceite de oliva y cocina en la olla los trozos de ternera, condimentados con pimienta y sal. Revuelve la carne periódicamente hasta que se dore. Después de drenar la grasa, deje la carne a un lado.

2. Ahora sofreír las cebollas picadas durante casi 4 minutos dentro del aceite de oliva hasta que se ablanden, luego añade un poco de ajo y pon a calentar durante 1 minuto.

3. Agrega tomates picados y triturados, albahaca, caldo de pollo, orégano, pasta de tomate, tomillo, carne dorada y romero.

4. Engrasa y luego reduce la llama a media y déjalo hervir a fuego lento y cubre durante casi 23 minutos.

5. De acuerdo con las instrucciones que figuran en el paquete, prepara los fideos para lasaña.

6. Mezcla la ricotta, mozzarella y parmesano en un tazón con un tenedor.

7. Con el perejil, mezcla la pasta cocida mientras la revuelve en una sopa. Diluye la sopa con caldo si es necesario.

8. Vierte la sopa en el bol, agrega unas cucharadas de queso y luego espolvorea la sopa con perejil finamente picado.

NUTRICIÓN: Calorías: 546 cal Grasa: 26 g Proteína: 38 g Carbohidratos: 41 g

10. Estofado de calabaza y res

Listo en: 250 minutos

Raciones: 8

Dificultad: media

INGREDIENTES

- 1 cucharada de salsa Worcestershire

- 3 libras de carne de res

- 3 cucharadas de mantequilla

- ½ taza de harina para todo uso

- 1 taza de cebolla picada

- 4 tazas de caldo de res

- 1 diente de ajo picado

- 3 tazas de puré de calabaza

- 3 libras de papas picadas

- 1 cucharada de sal

- 3 ramitas de tomillo

- 1 cucharadita de pimienta negra

- 1 libra de zanahoria picada

INSTRUCCIONES

1. Corta la carne en trozos y luego cubre todos los lados con harina.

2. Derrite la mantequilla en una olla grande para sopa. Sujeta los trozos de carne al fuego hasta que se doren. Saltea la cebolla y el ajo en la olla por un período corto mientras sigue revolviendo durante 2 minutos.

3. Vuelve a colocar los trozos de carne dorada en la olla y agrega el puré de calabaza y el caldo de carne, pimienta, salsa Worcestershire y sal. Pon la olla en el fuego y calienta hasta que los ingredientes estén a punto de hervir. Una vez alcanzado el estado de ebullición, baja la intensidad de la llama a media y deja hervir a fuego lento durante 4 horas.

4. Agrega las zanahorias, las ramitas de tomillo y las papas a la olla y mantén la llama encendida. Es importante cocinar durante 45 minutos más y agregar sal para darle sabor a la comida. Sirve y disfruta la comida.

NUTRICIÓN: Calorías: 650 cal Grasa: 31 g Proteína: 44 g Carbohidratos: 48 g

11. Sopa cremosa de tomate y pimiento rojo asado

Listo en: 30 minutos

Raciones: 1

Dificultad: Fácil

INGREDIENTES

- 2 pimientos morrones rojos

- 6 onzas de pasta de tomate

- 28 onzas de puré de papas

- 1 taza de agua

- 14 onzas de leche de coco

- ½ cucharadita de sal

- 1 ½ cucharada de eneldo seco

- 1 cucharadita de albahaca seca

- 1 cucharada de ajo en polvo

- 3 ½ cucharadas de azúcar de coco

- ½ cucharadita de pimienta negra

- 1 pizca de hojuelas de pimiento rojo

Para servir

- Crutón

- Eneldo

- Tomates en rodajas

- Garbanzos crujientes, horneados

- Leche de coco

INSTRUCCIONES

1. Asa los pimientos rojos en un horno a 500 Fahrenheit hasta que estén tiernos.

2. Envuelve y cocina al vapor durante unos minutos. Mientras tanto, agrega otros ingredientes para sopa a la olla y hiérvelos. Desenvuelve y enfría los pimientos rojos y retira las semillas de la piel exterior y también los tallos. Agrégalos a la sopa.

3. Transfiere a la licuadora para licuar la sopa. Luego, transfiérelo nuevamente a la olla y hierve a fuego lento. Ajusta los condimentos según sea necesario.

4. Cocina a fuego lento durante al menos 10 minutos. Sírvelo con Crutón o eneldo. ¡Disfruta!

NUTRICIÓN: Calorías: 161 kcal Grasa: 0.4 g Proteína: 7.1 g Carbohidratos: 35.5 g

12. Sopa de brócoli

Listo en: 40 minutos

Raciones: 4

Dificultad: media

INGREDIENTES

- ½ taza de crema

- 4 cucharadas de mantequilla

- Pimienta al gusto

- 1 cebolla picada

- 1 ½ libra de brócoli

- 1 zanahoria en rodajas

- Sal al gusto

- 4 tazas de caldo de pollo

- 3 cucharadas de harina para todo uso

- Crutón

INSTRUCCIONES

1. Añade el brócoli, la zanahoria, la cebolla, la sal y la pimienta en la mantequilla y saltea hasta que la cebolla esté blanda.

2. Añade la harina y cocina durante un minuto.

3. Añade el caldo y hervir. Cocina hasta que el brócoli esté blando. Añade la crema.

4. Licua la sopa.

5. Añade sal y pimienta. Servir con picatostes. Disfrute.

NUTRICIÓN: Calorías: 207 kcal Grasa: 12.4 g Proteína: 9.2 g Carbohidratos: 17 g

13. Sopa de espárragos cremosa

Listo en: 45 minutos

Raciones: 5

Dificultad: media

INGREDIENTES

- 1 cucharada de vermú seco

- 2 libras de espárragos

- 1 cucharadita de ajo machacado

- 1 cebolla picada

- 3 cucharadas de mantequilla

- 1 taza de agua

- 4 tazas de caldo

- 1 cucharadita de sal

- 2 ramitas de tomillo

- ¼ de taza de perejil, cortado en cubitos

- 1 hoja de laurel

- ¼ taza de crema agria

- 1 cucharadita de néctar de limón

- ½ cucharadita de pimienta negra

INSTRUCCIONES

1. En mantequilla derretida, mezcla la cebolla y cocina por 4 minutos; cocínalo por 1 minuto después de agregar el ajo.

2. Ahora combina los espárragos en la cebolla, y luego agrega sal y pimienta y cocina por 6 minutos.

3. Mezcla laurel, agua, caldo con ramitas de tomillo, hervir y finalmente mezcla con perejil.

4. Escalda las puntas de los espárragos y cocina durante 5 minutos. Ahora licúa la sopa en una licuadora y mézclala con crema y néctar de limón. Combina el vermut con él también. Sirve con sal y pimienta al gusto.

NUTRICIÓN: Calorías: 196 kcal Grasa: 13.4 g Proteína: 6.6 g Carbohidratos: 14.1 g

14. Sopa de pollo, aguacate y lima

Listo en: 25 minutos

Raciones: 6

Dificultad: Fácil

INGREDIENTES

- 1 cucharada de aceite de oliva

- 2 jalapeños aplastados

- 1 taza de cebollas verdes, cortadas en cubitos

- 2 dientes de ajo machacados

- 1 ½ tazas de agua

- 14,5 onzas de caldo de pollo

- Pimienta al gusto

- 2 ½ pechugas de pollo

- ½ cucharadita de orégano

- 3 tomates en rodajas

- ¼ de cucharadita de cilantro

- Sal al gusto

- 4 rábanos cortados en cubitos

- 3 cucharadas de néctar de lima

- ¹/3 taza de cilantro, cortado en cubitos

- 3 aguacates en rodajas

INSTRUCCIONES

1. En aceite de oliva, cocina las cebollas verdes y el jalapeño durante 120 segundos.

2. Mezcla el ajo y déjalo hervir durante 1 minuto.

3. Agrega el caldo de pollo, la pechuga de pollo, la sal, la pimienta, el agua, el comino, el cilantro y el orégano y déjalo hervir de 14 a 15 minutos. Retira el pollo y baja el fuego a medio-bajo

4. Agrega los rábanos.

5. Combina el pollo desmenuzado con cilantro y néctar de limón.

6. Mezcla los aguacates, mezcla también la crema agria, los chips de tortilla triturados, el queso y sirve.

NUTRICIÓN: Calorías: 241 kcal Grasa: 2 g Proteína: 10 g Carbohidratos: 12 g

15. Sopa griega de pollo al limón

Listo en: 30 minutos

Raciones: 8

Dificultad: Fácil

INGREDIENTES

- ½ cucharadita de pimiento rojo picado

- 10 tazas de caldo de pollo

- 3 cucharadas de aceite de oliva

- 6 ajos machacados

- 1 cebolla picada

- 2 pechugas de pollo

- 1 limón, rallado

- 1 taza de cuscús

- 2 onzas de queso feta rallado

- Sal al gusto

- 1/3 taza de cebollino, cortado en cubitos

- Pimienta al gusto

INSTRUCCIONES

1. Cocina el ajo y la cebolla en aceite de 4 a 5 minutos.

2. Mezcla el pimiento rojo, el caldo de pollo, la ralladura de limón y la pechuga de pollo y déjalo hervir de 6 a 7 minutos.

3. Agrega 1 cucharadita de sal y pimienta negra y deja hierve durante 6 minutos. Con un tenedor pinza el pollo y mézclalo con cebollino picado y queso feta.

4. Sirve y disfruta con sal y pimienta al gusto.

5. Con unas pinzas, retira las 2 pechugas de pollo de la olla. Usa un tenedor y pinzas para desmenuzar el pollo.

6. Luego, vuelve a colocarlo en la olla. Agrega el queso feta desmenuzado y la cebolleta picada.

7. Agrega sal y pimenta según sea necesario. Sirve caliente.

NUTRICIÓN: Calorías: 214 kcal Grasa: 8 g Proteína: 11 g Carbohidratos: 23 g

16. Crema de calabacín

Listo en: 25 minutos

Raciones: 4

Dificultad: Fácil

INGREDIENTES

- Queso rallado, parmesano

- ½ cebolla picada

- 3 calabacines picados

- 2 dientes de ajo picados

- 32 onzas de caldo

- 2 cucharadas de crema agria

- Sal y pimienta al gusto

INSTRUCCIONES

1. Hierve el caldo de pollo con calabacín, cebolla y ajo de 19 a 20 minutos.

2. Ahora mézclalo en una licuadora y mézclalo con crema y licúa hasta que quede suave.

3. Sirve y disfruta con sal y pimienta al gusto.

NUTRICIÓN: Calorías: 60 kcal Grasa: 1 g Proteína: 3 g Carbohidratos: 10 g

Capítulo 6: Recetas para ensaladas

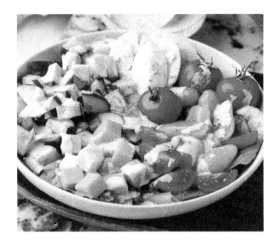

1. Ensalada de papa con coliflor

Listo en: 35 minutos

Raciones: 5

Dificultad: Fácil

INGREDIENTES

- 1 cucharada de polvo de Dijon

- 1 coliflor

- ½ cucharadita de pimentón

- 2 huevos a la mitad

- 1 cucharada de vinagre

- Media cucharadita de sal marina

- ¼ de taza de cebolla picada

- ¼ de cucharadita de pimienta negra

- ²/₃ taza de mayonesa

- Lomos para adornar

INSTRUCCIONES

1. Pon agua en una olla y hierva la coliflor hasta que esté tierna. Agrega 1 cucharada de sal.

2. Mezcla la mayonesa, el vinagre, el ajo en polvo, la sal marina, la pimienta y la mostaza de Dijon hasta obtener una textura suave.

3. Agrega la coliflor, el apio, los huevos y la cebolla.

4. Revuelve continuamente.

5. Decora con cebollino.

6. Sirve y disfruta.

NUTRICIÓN: Calorías: 94.3 Cal Grasa: 7.4 g Proteína: 3.1 g Carbohidratos: 4 g

2. Ensalada de bistec con aguacate

Listo en: 30 minutos

Raciones: 4

Dificultad: Fácil

INGREDIENTES

- 2 tazas de tomates cherry

- Pieza de bistec de 460 g

- 2 cucharadas de aceite

- Sal y pimienta

- 2 corazones de lechuga romana picados

- 2 aguacates cortados en cubitos

- 3 huevos duros

- 3 cucharadas de aderezo César

INSTRUCCIONES

1. Sazona el filete con sal marina y pimienta y frótalo en la superficie.

2. Toma una sartén y caliente el aceite a fuego medio.

3. Fríe el bistec en él durante 2-3 minutos por ambos lados correctamente.

4. Mantén el bife en un plato aparte durante 10-15 minutos.

5. Haz las rodajas de bistec.

6. Toma un tazón grande y mezcla todos los ingredientes.

7. Revuelve/mezcla hasta que todos los ingredientes estén bien mezclados.

8. Sirve y disfruta.

NUTRICIÓN: Calorías: 577 cal Grasa: 44 g Proteína: 32 g Carbohidratos: 15 g

3. Ensalada de tarta de queso y fresa

Listo en: 15 minutos

Raciones: 8

Dificultad: Fácil

INGREDIENTES

- 3 plátanos en rodajas

- 2 tazas de tarta de queso

- 3 envases de yogur de fresa

- 12 onzas de cobertura batida

- 1 libra de fresas en rodajas

- 3 tazas de malvaviscos

INSTRUCCIONES

1. Toma un tazón grande y bate el yogur.

2. Coloca el tazón en el frigorífico.

3. Saca el tazón justo antes de servir y mezcla todos los ingredientes.

4. Sirve y disfruta.

NUTRICIÓN: Calorías: 459 cal Grasa: 5 g Proteína: 7 g Carbohidratos: 25 g

4. Ensalada de brócoli y coliflor

Listo en: 20 minutos

Raciones: 6

Dificultad: Fácil

INGREDIENTES

- ⅓ taza de pasas

- 3 tazas de coliflor

- ½ cebolla roja picada

- 3 tazas de brócoli

- 1 taza de cheddar rallado

- ½ paquete de tocino picado

- ¼ taza de semillas de girasol

- ⅓ taza de azúcar

- 1 taza de mayonesa

- ¼ de taza de vinagre blanco

INSTRUCCIONES

1. En una olla y cocina los trozos de tocino.

2. Deja a un lado para enfriar.

3. Toma todos los ingredientes en un tazón grande y mezcla bien.

3. Sirve y disfruta

NUTRICIÓN: Calorías: 467 cal Grasa: 38 g Proteína: 8 g Carbohidratos: 24 g

5. Ensalada Monster Wedge

Listo en: 35 minutos

Raciones: 5

Dificultad: Fácil

INGREDIENTES

Aderezo

- ¼ de taza de yogur griego

- 1 cucharada de mayonesa

- Sal pimienta

- 3 cucharadas de crema agria

- 3 cucharadas de leche

- ¼ de taza de queso desmenuzado

- Worcestershire

- 2 cucharaditas de vinagre balsámico

Ensalada

- Cebollín

- Lechuga iceberg

- 4 huevos duros

- ¹/3 taza de tocino desmenuzado

- 10 rodajas de tomates uva

INSTRUCCIONES

1. Toma todos los ingredientes del aderezo en un tazón grande y batir bien. Mantén a un lado.

2. Pon los ingredientes de ensalada en un tazón y rocía el aderezo.

3. Cúbrelo con cebollino, queso azul, tomates y huevos.

4. Sirve y disfruta.

NUTRICIÓN: Calorías: 201 cal Grasa: 13 g Proteína: 11 g Carbohidratos: 8 g

6. Ensalada israelí

Listo en: 15 minutos

Raciones: 8

Dificultad: Fácil

INGREDIENTES

- Sal al gusto

- 1 libra de pepinos persas cortados en cubitos

- 3 cucharadas de néctar de limón

- 1/3 taza de cebolla picada

- 1 libra de tomates cortados en cubitos

- ½ taza de perejil picado

- Pimienta negra al gusto

INSTRUCCIONES

1. Corta todas las verduras en tamaños pequeños.

2. Toma un tazón grande y mezcla bien todos los ingredientes.

3. Agrega néctar de limón.

4. Sirve y disfruta.

NUTRICIÓN: Calorías: 70 cal Grasa: 5 g Proteína: 1 g Carbohidratos: 5 g

7. Ensalada costera

Listo en: 15 minutos

Raciones: 8

Dificultad: Fácil

INGREDIENTES

- 2 tazas de pepinos cortados en cubitos

- 6 tazas de agua

- ½ taza de crema agria

- 1 ½ camarón crudo pelado

- 6 cucharadas de aceite de oliva

- 1 cucharada de vinagre de vino

- ¼ de taza de suero de leche

- ¼ de cucharadita de sal

- ½ cucharadita de pimienta negra

- 2 lechugas romanas picadas

- 1 onza de queso azul

- 1 pt. tomates en cuartos

- 2 tazas de repollo rallado

- 2 zanahorias en rodajas

- ½ taza de aceitunas

- 8 huevos duros

- ¼ de taza de hojas de perejil

INSTRUCCIONES

1. Hierve agua en una olla y llena un recipiente aparte con hielo.

2. Cocina los camarones en agua hirviendo. Escurre y transfiere al tazón de hielo.

3. Mezcla bien la aceituna, la nata, el suero de leche, el vinagre, la sal y la pimienta en un tazón grande. Agrega el queso azul.

4. Haz una capa de verduras y poner encima el aderezo. Coloca los camarones cocidos en el medio y coloca aceitunas y huevos alrededor. Adorna con perejil.

5. Sirve y disfruta.

NUTRICIÓN: Calorías: 548 cal Grasa: 36 g Proteína: 37.7 g Carbohidratos: 17.7 g

8. Ensalada de frijoles verdes, cebolla, albahaca y tomate

Listo en: 1 hora 15 minutos

Raciones: 6

Dificultad: Moderado

INGREDIENTES

- ½ cebolla morada en rodajas

- 1/3 taza de albahaca cortada

- 2 cucharadas de tomates secos

- 3 cucharadas de vinagre de vino tinto

- 1 cucharada de aceite de oliva

- ¼ de cucharadita de pimienta

- 2 dientes de ajo

- 12 onzas de frijoles verdes

- 8 tomates onzas

- 8 onzas cereza roja y amarilla

INSTRUCCIONES

1. Toma un tazón pequeño y mezcla la albahaca, el vinagre, los tomates, el aceite de oliva, la sal, el ajo y la pimienta.

2. Cuece los frijoles verdes en una cacerola en agua con sal durante 8-10 minutos. Escurre y enjuaga bien.

3. Toma un recipiente grande aparte y mezcla todos los ingredientes.

4. Sirve y disfruta.

NUTRICIÓN: Calorías: 53 cal Grasa: 2.5 g Proteína: 1.7 g Carbohidratos: 7.6 g

9. Camarones y coliflor

Listo en: 30 minutos

Raciones: 6

Dificultad: Fácil

INGREDIENTES

* ¼ de taza de aceite de oliva

* 1 coliflor

* 2 cucharadas de aceite de oliva

* 1 libra de camarones crudos

* 2 pepinos

* ¼ de taza de néctar de limón

* 3 cucharadas de eneldo picado

* Sal al gusto

* 2 cucharadas de ralladura de limón

* Pimienta negra al gusto

INSTRUCCIONES

1. Corta los camarones y sazonar con aceite de oliva, sal y pimienta.

2. Pon en el horno durante 5-10 minutos a 350 Fahrenheit.

3. Corta y hornea la coliflor durante 3-5 minutos.

4. Enfría los camarones y la coliflor.

5. Corta otras verduras.

6. En un tazón grande mezcla todos los ingredientes.

7. Agrega el néctar de limón y aceite de oliva. Mezcla bien.

9. Sirve y disfruta.

NUTRICIÓN: Calorías: 700 cal Grasa: 70 g Proteína: 67 g Carbohidratos: 29 g

10. Pasta de calabacín Caprese

Listo en: 25 minutos

Raciones: 4

Dificultad: Fácil

INGREDIENTES

- 8 onzas de mozzarella fresca

- 3 cucharadas de aceite de oliva

- 12 tomates onzas

- 2 libras de calabacín

- 2 dientes de ajo

- ½ taza de hojas de albahaca

- 2 cucharadas de alcaparras

- ¼ de taza de almendras

INSTRUCCIONES

1. En una sartén grande y calienta el aceite.

2. Cocina el calabacín durante 1-2 minutos.

3. Transfiérelo a un tazón grande.

4. Agrega la mozzarella, el ajo, los tomates, la albahaca y la sal.

5. Mezcla bien.

6. Cubre con almendras saladas.

7. Sirve y disfruta.

NUTRICIÓN: Calorías: 166 cal Grasa: 4 g Proteína: 7 g Carbohidratos: 4 g

11. Ensalada de pollo y aguacate con chimichurri

Listo en: 20 minutos

Raciones: 4

Dificultad: Fácil

INGREDIENTES

- 2 aguacates en rodajas

- 1 lote de chimichurri

- 1 cucharadita de aceite de oliva

- 4 filetes de muslo de pollo

- 5 tazas de hojas de lechuga secas

- ½ cebolla morada en rodajas

- Tomates en rodajas

- Perejil para decorar

INSTRUCCIONES

1. Pon el chimichurri en un tazón y añade 4 cucharadas de aceite de oliva. Déjalo macerar durante 15-20 minutos en la nevera.

2. En una parrilla o sartén y calienta el aceite en ella a fuego medio.

3. Asa los filetes de pollo en la sartén por cada lado.

4. Haz rodajas de pollo.

5. Corta las demás verduras.

6. En un tazón grande y mezcla todos los ingredientes.

7. Sirve y disfruta.

NUTRICIÓN: Calorías: 449 cal Grasa: 34 g Proteína: 22 g Carbohidratos: 15 g

12. Ensalada romana con queso y tocino

Listo en: 30 minutos

Raciones: 8

Dificultad: Fácil

INGREDIENTES

- 1 taza de queso mozzarella rallado

- 8 tazas de lechuga

- 1 taza de pimientos escurridos

- ½ taza de queso parmesano

- ½ taza de aceite de oliva

- 10 tiras de tocino desmenuzado

- ¼ de taza de vinagre de sidra

- 6 cebollas verdes cortadas en rodajas

INSTRUCCIONES

1. En un tazón grande mezcla la cebolla, la lechuga, el queso, el tocino y los pimientos.

2. En un recipiente aparte y mezcla el aceite, la sidra, el ajo en polvo, el azúcar, la sal y la pimienta.

3. Viértelo sobre la ensalada.

4. Mezcla bien.

5. Decora con picatostes.

6. Sirve y disfruta.

NUTRICIÓN: Calorías: 275 cal Grasa: 21 g Proteína: 10 g Carbohidratos: 6 g

13. Ensalada de tomate y mozzarella

Listo en: 20 minutos

Raciones: 8

Dificultad: Fácil

INGREDIENTES

* 2 ½ cucharadas de glaseado balsámico

* 1 taza de tomates de invernadero

* 1/3 taza de hojas de albahaca

* ½ taza de queso mozzarella

* 2 cucharadas de aceite de oliva

INSTRUCCIONES

1. Toma los tomates y mozzarella y haz rodajas.

2. Acomoda las rodajas con hojas de albahaca con el patrón alternativo en el plato para servir.

3. Rocíalo con aceite de oliva.

4. Agrega el glaseado balsámico.

5. Espolvorea sal y pimienta.

6. Sirve y disfruta.

NUTRICIÓN: Calorías: 375 cal Grasa: 26 g Proteína: 20.9 g Carbohidratos: 12.6 g

14. Ensalada de repollo y pepino

Listo en: 20 minutos

Raciones: 3

Dificultad: Fácil

INGREDIENTES

- Sal y pimienta negra

- 3-5 pepinos

- 1 taza de mayonesa

- 1 repollo

- ½ taza de yogur

INSTRUCCIONES

1. Corta los pepinos.

2. Tritura el repollo.

3. Transfiere ambos en un tazón grande y agrega yogur, sal, mayonesa y pimienta.

4. Mezcla bien para combina todos los ingredientes.

5. Sirve inmediatamente y disfruta.

NUTRICIÓN: Calorías: 143.7 cal Grasa: 14.4 g Proteína: 1 g Carbohidratos: 3 g

15. Avocado Tuna Salad

Listo en: 15 minutos

Raciones: 3

Dificultad: Fácil

INGREDIENTES

* 1 cucharadita de sal y pimienta

* 15 onzas de atún con aceite

* 5 aguacates en rodajas

* 1 pepino en rodajas

* 1 cebolla en rodajas

* 2 cucharadas de néctar de limón

* ¼ de taza de cilantro

* 2 cucharadas de aceite de oliva

INSTRUCCIONES

1. Tome un tazón grande y mezcla todos los ingredientes.

2. Rocía con néctar de limón, aceite de oliva, sal y pimienta.

3. Mezcla bien.

4. Sirve y disfruta.

NUTRICIÓN: Calorías: 304 cal Grasa: 20 g Proteína: 22 g Carbohidratos: 9 g

Capítulo 7: Recetas para batidos

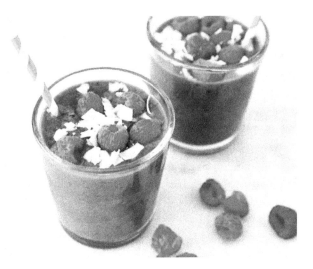

1. Batido de chocolate y coco crujiente

Listo en: 5 minutos

Raciones: 2

Dificultad: Fácil

INGREDIENTES

- ½ cucharada de mantequilla

- 4 onzas de leche de coco

- 8 onzas de leche de almendras

- Sal al gusto

- 2 cucharadas de aceite de coco

- 2 cucharadas de cacao en polvo

INSTRUCCIONES

1. Agrega todos los ingredientes a un procesador de alimentos y mezcla para obtener una mezcla suave y cremosa.

2. Sírvelo y disfrútalo

NUTRICIÓN: Calorías: 222 cal Grasa: 23.1 g Proteína: 2.5 g Carbohidratos: 5.4 g

2. Batido de rosas y pistachos

Listo en: 5 minutos

Raciones: 2

Dificultad: Fácil

INGREDIENTES

* ¼ de esencia de rosa

* 1 litro de leche

* ½ taza de azúcar

* 1 taza de helado

* ¼ de taza de pistachos

INSTRUCCIONES

1. Agrega todos los ingredientes en un procesador de alimentos excepto el helado y mezcla para obtener una mezcla suave y cremosa.

2. Sirve con una bola de helado y disfrútalo.

NUTRICIÓN: Calorías: 679 kcal Grasa: 47.9 g Proteína: 26.8 g Carbohidratos: 45.3 g

3. Batido de plátano y nuez

Listo en: 5 minutos

Raciones: 2

Dificultad: Fácil

INGREDIENTES

* ½ cucharadita de canela

* 1 ½ taza de yogur de vainilla

* 1 taza de hielo

* 2 plátanos en rodajas

* ½ taza de nueces picadas, tostadas

* 1 cucharada de miel

* ½ taza de leche

INSTRUCCIONES

1. Agrega todos los ingredientes a un procesador de alimentos y mezcla para obtener una mezcla suave y cremosa.

2. Sirve y disfruta.

NUTRICIÓN: Calorías: 390 cal Grasa: 24 g Proteína: 11 g Carbohidratos: 39 g

4. Batido de cúrcuma

Listo en: 8 minutos

Raciones: 2

Dificultad: Fácil

INGREDIENTES

- ¼ de canela

- 1 taza de leche de coco

- 1 ½ banana

- ½ taza de leche de almendras

- Sal y pimienta negra al gusto

- 2 cucharaditas de cúrcuma

- ¼ de taza de coco rallado

- 1 cucharada de mantequilla de almendras

- ¼ de cucharadita de extracto de vainilla

- 2 cucharadas de semillas de chía

INSTRUCCIONES

1. Agrega todos los ingredientes a un procesador de alimentos y mezcla para obtener una mezcla suave y cremosa. Sirve y disfruta.

NUTRICIÓN: Calorías: 351 cal Grasa: 35.2 g Proteína: 1.7 g Carbohidratos: 5.5 g

5. Té caliente de vinagre de manzana

Listo en: 5 minutos

Raciones: 1

Dificultad: Fácil

INGREDIENTES

- 2 cucharaditas de stevia líquida

- 1 ½ cucharada de vinagre de sidra de manzana

- 1 cucharadita de canela

- 1 cucharada de néctar de limón

- 2 tazas de agua hirviendo

INSTRUCCIONES

1. Hierve las 2 tazas de agua. Retírala del fuego.

2. Mezcla el vinagre de sidra de manzana, la canela y la stevia, luego añádelo al agua. Agrega la cucharada de té de néctar de limón.

3. Sirve y disfruta.

NUTRICIÓN: Calorías: 100 cal Grasa: 0 g Proteína: 0.3 g Carbohidratos: 22 g

6. Batido de chocolate

Listo en: 5 minutos

Raciones: 1

Dificultad: Fácil

INGREDIENTES

* 1 cucharadita de avellanas tostadas en cubitos

* 5 malvaviscos

* 1 cucharada de chocolate para untar

* 1 taza de helado de chocolate

* 2 tazas de leche

* ½ taza de crema batida

INSTRUCCIONES

1. Cubre el vaso por dentro con la crema de chocolate para untar.

2. Agrega el chocolate para untar, el helado y la leche en la licuadora y mezcla.

3. Transfiera la mezcla a vasos para servir.

4. Decora con malvaviscos, crema batida y avellanas.

5. Sírvelo y disfrútalo.

NUTRICIÓN: Calorías: 671 cal Grasa: 37 g Proteína: 15 g Carbohidratos: 70 g

7. Cóctel huracán

Listo en: 5 minutos

Raciones: 2

Dificultad: Fácil

INGREDIENTES

- 2 cucharaditas de granadina

- 1 taza de ron, blanco y oscuro

- ¹/3 taza de néctar de naranja

- 1 fruta de la pasión

- 1 ½ cucharada de néctar de limón

- Cerezas de cóctel para decorar

- ¹/3 taza de jarabe de azúcar

- Rodajas de naranja para decorar

INSTRUCCIONES

1. Agrega todos los ingredientes en un gran vaso de huracán lleno de hielo fresco. Agite bien y luego decora con rueda de naranja

2. Sirve y disfruta.

NUTRICIÓN: Calorías: 215 kcal Grasa: 0 g Proteína: 0.5 g Carbohidratos: 24 g

8. Cóctel Mai Tai

Listo en: 5 minutos

Raciones: 1

Dificultad: Fácil

INGREDIENTES

- ½ onza de horchata

- 1 ½ onzas de néctar de piña

- ¾ onzas naranja curacao

- 2 onzas de ron, oscuro y claro

- ¾ onzas de néctar de lima

INSTRUCCIONES

1. Vierte los hielos en la coctelera y retira el agua que hayan soltado. Añade los ingredientes y agítala bien

durante unos segundos hasta que notes que se ha enfriado.

2. Sirve, prepara la decoración y disfruta.

NUTRICIÓN: Calorías: 262 kcal Grasa: 1 g Proteína: 1 g Carbohidratos: 24 g

9. Batido de pistacho

Listo en: 10 minutos

Raciones: 2

Dificultad: Fácil

INGREDIENTES

- 1 banana

- 1 plátano

- 2 tazas de hielo picado

- ¹/3 taza de pistachos

- 2 cucharaditas de azúcar

- 1 taza de leche

- 8 onzas de yogur de vainilla

INSTRUCCIONES

1. Agrega todos los ingredientes a un procesador de alimentos y mezcla para obtener una mezcla suave y cremosa.

2. Sirve y disfruta.

NUTRICIÓN: Calorías: 801 cal Grasa: 61 g Proteína: 27 g Carbohidratos: 49 g

Capítulo 8: Recetas para postres

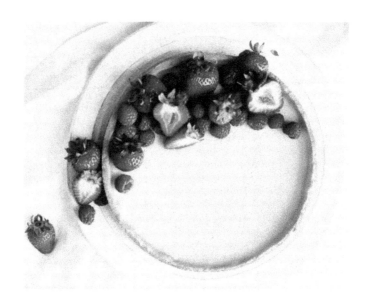

1. Brownies de aguacate

Listo en: 90 minutos

Raciones: 16

Dificultad: Difícil

INGREDIENTES

- 1 cucharadita de extracto de vainilla

- 2 huevos

- ¼ de taza de jarabe de arce

- 1 aguacate cortado en cubitos

- 1/3 taza de azúcar

- 3 cucharadas de mantequilla

- ½ taza de chocolate

- ½ taza de harina de almendras

- 1 cucharadita de espresso en polvo

- ½ taza de cacao en polvo

- 1 cucharadita de levadura en polvo

- ½ cucharadita de sal

INSTRUCCIONES

1. Coloca la rejilla en el horno y caliente el horno a 351 Fahrenheit. Forra una bandeja de papel pergamino.

2. Pon el aguacate, el azúcar de coco, los huevos, el jarabe de arce, la mantequilla y la vainilla en el tanque de la licuadora. Trabaja hasta que esté suave y mezclado. Evita raspar el tazón unas cuantas veces más si es necesario para que no queden trozos de aguacate.

3. Aplica chocolate en polvo, espresso en polvo, harina de almendras, bicarbonato de sodio y sal en el procesador de alimentos. Corre hasta que esté suave. Agrega ¼ de taza de chispas de chocolate.

4. Pon la masa en la sartén lista y engrase la superficie. Espolvorea con las chispas de chocolate sobrantes. Hornee durante unos 20–25 minutos. Deja que los

brownies se enfríen durante treinta minutos. Si el tiempo lo permite, guárdelo en el frigorífico un mínimo de 4 horas.

NUTRICIÓN: Calorías: 130 kcal Grasa: 4 g Proteína: 13 g Carbohidratos: 23 g

2. Receta de arroz con leche griego

Listo en: 40 minutos

Raciones: 45

Dificultad: media

INGREDIENTES

*   60 g de azúcar

*   1200 ml de leche

*   ½ cucharadita de extracto de vainilla

*   100 g de arroz

INSTRUCCIONES

1. Calienta la leche y el arroz en la cacerola grande de borde grueso para preparar este maravilloso plato de pudín griego.

2. Cocina a fuego lento a media presión.

3. Reduce el fuego a moderado y cocina a fuego lento gradualmente hasta que el pudín esté húmedo y el arroz esté suave.

4. Retira la cacerola del fuego y aplicar el azúcar y el extracto de vainilla, mezclando una vez que el azúcar se haya disuelto.

5. Si no sirve budín griego inmediatamente, se formará una costra. Pon el rizogalo en recipientes separados y guárdalo en el refrigerador.

6. Sirve el popular pudín griego como postre sabroso.

NUTRICIÓN: Calorías: 280 kcal Grasa: 10 g Proteína: 10.2 g Carbohidratos: 37.2 g

3. Tarta de crema italiana

Listo en: 55 minutos

Raciones: 12

Dificultad: media

INGREDIENTES

- 2 taza de harina

- 2 cucharaditas de extracto de vainilla

- 1 cucharadita de levadura en polvo

- 1 taza de mantequilla

- ½ cucharadita de bicarbonato de sodio

- 1 ½ taza de azúcar

- ½ taza de azúcar morena

- ½ cucharadita de extracto de almendras

- 1 taza de suero de leche

- 1 ½ taza de nueces tostadas

- 5 huevos

- 14 onzas de coco

Glaceado

- ½ taza de nueces tostadas

- 1 taza de mantequilla

- 2 cucharaditas de extracto de vainilla

- 8 onzas de queso crema

- 2 libras de azúcar, triturada

- ½ cucharadita de extracto de almendra

INSTRUCCIONES

1. Calienta el horno a 351 Fahrenheit. Pon harina mezclada con mantequilla en moldes para pasteles redondos.

2. Tamiza el arroz, el bicarbonato de sodio y el polvo de hornear.

3. Bate la mantequilla derretida, el azúcar, el azúcar morena, la vainilla básica y los extractos de almendras en un tazón.

4. Agrega los huevos uno a la vez que baten rápidamente después de cada inserción.

5. Agrega los ingredientes secos tamizados al suero de leche de diversas formas.

6. Mezcla el coco y las nueces tostadas.

7. Divide la masa en partes iguales en moldes para pasteles. Hornea durante 25-30 minutos y luego enfría.

8. Para el glaseado: Mezcla el queso crema y la mantequilla una vez clara, suave y de color amarillo claro. Inserta extractos de vainilla y almendras. Sustituye progresivamente azúcar granulada y bate hasta que quede suave y seco.

9. Forra el borde de la bandeja para pasteles con tiras de cera de pergamino.

10. Escarcha el pastel entre capas, cada una de las cuales con los trozos de nuez tostada. Agrega la última capa y la parte superior e inferior del hielo. Almacena en frío hasta que esté listo para servir.

NUTRICIÓN: Calorías: 767 kcal, Grasa: 39.7 g Proteína: 8.2 g Carbohidratos: 98 g

4. Pudín de maicena de chocolate

Listo en: 40 minutos

Raciones: 4

Dificultad: media

INGREDIENTES

*   1 cucharadita de extracto de vainilla

*   ¼ de taza de maicena

*   3 cucharadas de cacao en polvo

*   ½ taza de azúcar

*   2 ¾ tazas de leche

*   2 cucharadas de mantequilla

*   ⅛ cucharadita de sal

INSTRUCCIONES

1. En una cacerola, combina el azúcar, el chocolate, la maicena y la sal. Coloca a fuego medio y agrega la leche. Retira del fuego, bate la mantequilla y la vainilla.

2. Deja enfriar un poco y comer tibio o enfriar en el frigorífico antes de servir.

NUTRICIÓN: Calorías: 274 kcal Grasa: 9.6 g Proteína: 6.4 g Carbohidratos: 42.5 g

5. Receta de bizcocho

Listo en: 95 minutos

Raciones: 12

Dificultad: Difícil

INGREDIENTES

- 6 huevos

- 3 ½ tazas de azúcar

- 2 tazas de mantequilla

- 1 cucharada de extracto de vainilla

- 3 ½ tazas de harina para todo uso

- 6 yemas de huevo

- 1 cucharadita de sal

INSTRUCCIONES

1. Calienta el horno a 350 Fahrenheit, aceite y harina en una sartén.

2. Pon la mantequilla en un tazón grande y utiliza la batidora eléctrica para machacar la mantequilla.

3. Cepilla un lado de una taza y aplica la mantequilla. Bate de nuevo.

4. En los diferentes platos de tamaño mediano, mezcla las cáscaras, las yemas de huevo, el extracto de vainilla y la sal. Luego revuélvelo.

5. Vierte suavemente la mezcla de huevo en la masa usando una licuadora de baja velocidad, permitiendo que se agrega progresivamente.

6. Si se ha agregado toda la mezcla de huevo, aumenta el ritmo a fuego moderado y bate durante los siguientes 1-2 minutos.

7. Aplica la harina a la masa.

8. Quita ambos lados y la base del tazón y mezcla nuevamente a velocidad media.

9. Distribuye la masa uniformemente en el molde para tubos listo.

10. Pasa al horno y hornea por 1 hora.

11. Permite que el pastel se enfríe.

12. Introduce con cuidado el bizcocho en la rejilla para enfriar

NUTRICIÓN: Calorías: 339 kcal Grasa: 21 g Proteína: 4 g Carbohidratos: 34 g

6. Bizcocho de sémola con jarabe de naranja

Listo en: 35 minutos

Raciones: 12

Dificultad: Fácil

INGREDIENTES

• ¼ de taza de azúcar en polvo

• 3 huevos

• 1 naranja exprimida y rallada

• ½ taza de aceite de canola

• 1 taza de harina de sémola

• 1 cucharada de néctar de limón

• 1 ½ cucharadita de polvo para hornear

• 1 taza de harina de almendras

• 1 naranja cortada en cubitos

• ½ cucharadita de bicarbonato de sodio

Jarabe de naranja

• 1 taza de néctar de naranja

- 3 cucharadas de azúcar morena

- 1 cucharadita de néctar de limón

INSTRUCCIONES

Bizcocho

1. Licua los huevos y el azúcar en polvo en una taza grande hasta que esté aromático. Agrega néctar de naranja, aceite de canola y néctar de limón.

2. Mezcla con sémola, polvo de hornear, harina de almendras y bicarbonato de sodio. En la sartén, mezcla la mezcla.

3. Corta finamente 1 naranja y coloca los trozos sobre la mezcla para bizcocho.

4. Hornea durante unos 20 minutos en el horno precalentado a 375 Fahrenheit.

Jarabe de frutas

1. Coloca el néctar de limón, néctar de naranja y azúcar morena en una cacerola mediana a fuego lento o moderado. Deja reducir a espesura.

NUTRICIÓN: Calorías: 247 kcal Grasa: 15 g Proteína: 5 g Carbohidratos: 24 g

7. Pastel de naranja

Listo en: 35 minutos

Raciones: 2

Dificultad: Fácil

INGREDIENTES

- 2 ½ cucharadita de levadura en polvo

- 1 ½ taza de azúcar en polvo

- 1 ¼ taza de néctar de naranja

- 2 ½ tazas de harina

- 1 taza de aceite vegetal

- 1 cucharadita de extracto de vainilla

- 4 huevos

- 3-4 naranjas ralladas

INSTRUCCIONES

1. En una cacerola mediana, combina la harina y el polvo de hornear.

2. En una licuadora con el accesorio batidor, mezcla los huevos y el azúcar a alta velocidad. A menor velocidad y mientras la batidora está funcionando, agrega el

aceite continuamente antes de mezclar. Agrega la ralladura, el néctar de naranja, el extracto de vainilla y revuelve con cuidado hasta que se combinen. Agrega una mezcla de harina y revuelve.

3. Transfiere la mezcla a las cacerolas listas. Hornea en el horno precalentado a 325 Fahrenheit durante casi 50-60 min. Deja que los pasteles se enfríen sobre la rejilla.

4. Mantén el pastel en un recipiente hermético en el refrigerador durante aproximadamente 5 días.

NUTRICIÓN: Calorías: 233 kcal Grasa: 3.6 g Proteína: 8 g Carbohidratos: 37

Conclusión

Una dieta cetogénica (keto) reduce o excluye los carbohidratos por completo. Algunos carbohidratos, por otro lado, tienen beneficios para la salud. Las personas deben comer una dieta que contenga varios alimentos con diversos nutrientes como carbohidratos, grasas, proteínas, minerales, vitaminas, sal y mucho más, que se pueden obtener de frutas, verduras, productos lácteos y, lo más importante, el agua, para un plan dietético menos restrictivo.

Cuando se sigue una dieta cetogénica, todo el mundo debe mantener bajo su consumo de proteínas mientras aumenta su consumo de grasas. Al pasar a una dieta baja en carbohidratos, el cuerpo entra en una etapa de cetosis, en la que se utiliza la grasa en lugar de los carbohidratos para obtener energía porque se descomponen lentamente por el sistema digestivo, lo que a su vez retrasa la descomposición de los carbohidratos, manteniendo los niveles de glucosa en sangre en el cuerpo, y permitiéndonos permanecer llenos mucho más tiempo. Según algunas pruebas, añadir una cucharada de aceite de coco a su dieta diaria puede ayudarle a perder peso. También tendrás que vigilar el tamaño de las porciones, pero como la grasa es naturalmente tentadora, servir 1 para el desayuno puede ayudarle a dejar de comer en exceso en otros momentos del día.

Comer alimentos ricos en grasa, como las bombas de grasa keto, le ayudará a perder peso suprimiendo su hambre para la siguiente comida. Son el deseo de una persona a dieta hecho realidad, ya sean bombas de grasa, gofres con queso o algún otro alimento alto en grasa y bajo en carbohidratos. Se ha demostrado que la dieta cetogénica mejora la función cerebral. Las recetas de alimentos cetogénicos son fáciles de hacer, conservar y consumir, y además necesitan menos ingredientes que otros alimentos. Los postres cetogénicos son deliciosos y cuentan con una amplia gama de recetas bajas en carbohidratos. Las recetas cetogénicas son fáciles de transportar y están listas para comer en cualquier momento.

En este libro encontrará las mejores y más fáciles recetas keto y deliciosas con alto contenido en grasas, que satisfarán sus antojos de postres después de las comidas o cuando no tenga demasiada hambre. Disfruta de estas recetas tú mismo, o mejor aún, compártelas con tus amigos y familiares.